診療放射線技師を目指す学生のための
医用磁気共鳴イメージング論

佐々木 博　共著
山形　仁

コロナ社

は じ め に

　医用画像診断装置の中で，その撮像原理が最もわかりにくいのが磁気共鳴イメージング（magnetic resonance imaging，以下 MRI とする）診断装置であるという国際医療福祉大学の放射線・情報科学科でのアンケート結果が出て，夏期特別講習においてその原理をわかりやすく解説しようとした講義資料が，本書の原点である。当時，本学の学生に適切な参考書が見当たらず，上記資料にハードウェア系などを加筆することで独自の教科書に仕上げた。

　MRI 技術の進歩と診療放射線技師国家試験の出題内容の変化に合わせて改訂を進めてきたが，今般国際医療福祉大学以外の学生にも利用していただきたいと考え，章末の演習問題の追加などを行い，コロナ社から出版していただくことにした。

　MRI 以外の装置では，体内に照射したエネルギーの透過や反射を画像とほぼ同等の多数の細かな検出器で捉えて画像化するという原理は直感的に理解しやすい。一方，MRI では数少なく大きな検出器を使い，さらに「エンコード」と呼ばれる概念の理解が必要とされることが，そのわかりにくさを生んでいるといえる。

　本書では，「診療放射線技師を目指す学生のための」に上記の観点を考慮して，全体としてできるだけ平易な表現と適切なグラフ，画像，図を多用し，重要なエンコードの概念では詳細な式の導出やシミュレーションを行った。

　多くの時間を掛けて「基礎」を学ぶことができる特権は学生が持っていることはいうまでもない。基礎をしっかり理解していることが将来の新たな医療技術の吸収と応用を約束してくれることを肝に銘じて，本書を十分に活用していただきたい。

2015 年 1 月

佐々木　博
山形　　仁

目　　次

1. MRI の歴史
.... 1

2. 静磁場中の磁化とその運動
2.1　静磁場と磁化 4
2.2　歳差運動 6
2.3　磁気共鳴 9
　コラム　H 対 B，および磁性 10
　演習問題 11

3. スピンの励起と緩和
3.1　スピンの励起 12
3.2　MR 信号の発生 13
3.3　スピンの緩和 15
　　3.3.1　縦緩和と縦緩和の式　15　　　3.3.5　横緩和の式　19
　　3.3.2　繰返し励起時の縦緩和　16　　3.3.6　見かけの横緩和　19
　　3.3.3　横緩和　17　　　　　　　　　3.3.7　Bloch の方程式　20
　　3.3.4　横緩和の原因　18　　　　　　3.3.8　緩和時間の磁場依存性　21
　演習問題 22

4. MR 画像の生成
4.1　傾斜磁場 23
4.2　選択励起法 24
　　4.2.1　選択励起の原理　24　　　　　4.2.3　選択励起パルス幅と強度　27
　　4.2.2　選択励起パルス波形　26　　　4.2.4　マルチスライス選択励起　28
4.3　周波数エンコード 28
　　4.3.1　周波数エンコードの原理　29　　4.3.2　周波数エンコード用傾斜磁場 G_r
　　　　　　　　　　　　　　　　　　　　　　　　と信号収集　30

4.3.3 周波数エンコードのシミュレーション 31　　4.3.4 信号収集時間と読出し傾斜磁場強度 G_r 31

4.4 位相エンコード ……………………………………………………………………… 33

 4.4.1 位相エンコードの原理 33　　4.4.3 位相エンコードのシミュレーション 36
 4.4.2 位相エンコード用傾斜磁場 G_p と信号収集 35

4.5 直交位相検波と出力信号のサンプリング …………………………………………… 38

 4.5.1 直交位相検波 38　　4.5.2 直交位相検波出力信号のサンプリング 39

4.6 画像の生成 …………………………………………………………………………… 39

 4.6.1 サンプリング出力の k 空間配置 39　　4.6.2 2次元フーリエ変換による画像の生成 41

 演習問題 ………………………………………………………………………………… 43

5. 基本パルスシーケンス

5.1 180°反転パルスとスピンエコー ……………………………………………………… 44
5.2 反転傾斜磁場パルスとグラディエントエコー ……………………………………… 45
5.3 スピンエコー法 ………………………………………………………………………… 46
5.4 マルチエコー法 ………………………………………………………………………… 47
5.5 インバージョンリカバリ法 …………………………………………………………… 48

 5.5.1 STIR 法 49　　5.5.3 SPIR 法 49
 5.5.2 FLAIR 法 49

5.6 グラディエントエコー法 ……………………………………………………………… 50

 演習問題 ………………………………………………………………………………… 51

6. MR 画像のコントラストと S/N

6.1 画像コントラストを決めるパラメータ ……………………………………………… 52
6.2 スピンエコー法での画像コントラスト ……………………………………………… 52

 6.2.1 TR の効果 52　　6.2.4 T_1 強調, T_2 強調, プロトン密度強調画像の画像例 55
 6.2.2 TE の効果 53
 6.2.3 T_1 強調, T_2 強調, プロトン密度強調画像と TR, TE 54

6.3 グラディエントエコー法での画像コントラスト ……………………………………… 56
6.4 画像 S/N, C/N と測定法 ……………………………………………………………… 57

 6.4.1 画像 S/N の定義 57　　6.4.2 画像 S/N の測定方法 58

  6.4.3 画像 C/N の定義と測定 60

 演習問題 ･･･ 60

7. 高速スキャン

7.1 高速スピンエコー法 ･･ 61

7.2 高速グラディエントエコー法 ･･ 62

  7.2.1 spoiled GRE 法 63   7.2.3 エコープラナ法 65

  7.2.2 balanced SSFP 法 63

 演習問題 ･･･ 66

8. 流れと拡散のイメージング

8.1 タイムオブフライト法 ･･ 68

8.2 位相コントラスト法 ･･ 69

8.3 MR アンジオグラフィ ･･ 70

8.4 読出し傾斜磁場パルスでの流れの影響 ････････････････････････････････････ 71

8.5 拡散強調イメージング ･･ 72

8.6 灌流イメージング ･･ 74

 演習問題 ･･･ 75

9. 画像に影響するその他の因子あるいは効果

9.1 ケミカルシフト ･･ 76

  9.1.1 ケミカルシフトの原理 76   9.1.2 ケミカルシフトの脂肪信号抑制へ

                    の応用 77

9.2 磁化移動効果 ･･ 77

9.3 BOLD 効 果 ･･ 78

 演習問題 ･･･ 79

10. アーチファクト

10.1 動きのアーチファクト ･･ 80

10.2 折返しアーチファクト ･･ 82

  10.2.1 折返しアーチファクトのシミュ 10.2.2 折返しアーチファクト対策 84

      レーション 84

10.3 打切りアーチファクト ･･ 87

10.4 ケミカルシフトアーチファクト ･･････････････････････････････････････ 87

10.5 磁化率アーチファクト …………………………………………………… 90
　演 習 問 題 ……………………………………………………………………… 90

11. MRI装置構成

11.1 システム構成 ……………………………………………………………… 92
11.2 円形コイルによる磁場 ……………………………………………………… 93
11.3 静 磁 場 系 ………………………………………………………………… 94
　　11.3.1 静磁場の指標 *94*　　　11.3.3 永久磁石システム *96*
　　11.3.2 超電導磁石システム *95*　11.3.4 シミング *96*
11.4 傾斜磁場システム …………………………………………………………… 97
　　11.4.1 傾斜磁場コイル *97*　　11.4.2 傾斜磁場アンプ *99*
11.5 送受信システム ……………………………………………………………… 100
　　11.5.1 送信回路系 *100*　　　11.5.3 送受信切替器 *101*
　　11.5.2 送信アンプ *100*　　　11.5.4 受信回路系 *101*
11.6 RF コ イ ル ………………………………………………………………… 101
　　11.6.1 送信コイル *101*　　　11.6.4 フェーズドアレイコイル *104*
　　11.6.2 受信コイル *103*　　　11.6.5 パラレルイメージング *105*
　　11.6.3 受信信号のS/N *103*
11.7 制御・画像処理・コンソール系 …………………………………………… 106
　演 習 問 題 ……………………………………………………………………… 106

12. MRI装置の安全性

12.1 安 全 法 規 格 …………………………………………………………… 108
12.2 MRI装置の生体作用と安全性 ……………………………………………… 108
　　12.2.1 神経刺激作用 *109*　　12.2.4 傾斜磁場 *110*
　　12.2.2 熱的作用 *109*　　　　12.2.5 高周波磁場 *111*
　　12.2.3 静磁場 *109*
12.3 MRI装置の力学作用と安全性 ……………………………………………… 111

参考：MRIにおける空間と磁場の考え方 ………………………………………… 112

む　す　び …………………………………………………………………………… 114

索　　　引 …………………………………………………………………………… 115

1. MRI の歴史

　核磁気共鳴（nuclear magnetic resonance：NMR）現象は磁性の源である核磁気を測定する際に発見されたもので，その知見をもとに1946年にパーセル（Purcell；ハーバード大学）ら，ブロッホ（Bloch；スタンフォード大学）らがそれぞれ後述する磁気モーメントの歳差運動の測定法へと発展させた（**図1.1**）。

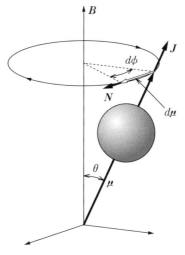

図1.1　磁気モーメントの歳差運動

　腫瘍の鑑別を目的とした臨床診断学へのNMRの応用は，1971年にダマディアン（Damadian；ニューヨーク州立大学）によってラットを対象として行われ，肝臓における正常組織と腫瘍の磁気共鳴現象における緩和時間が有意に異なることが報告されたことにより始まった。このときに観測されたNMR信号は1950年にハーン（Hahn；イリノイ大学）が提案し，1954年にカール（Carr；ラトガース大学）／パーセル（Purcell；ハーバード大学）が拡張したスピンエコー法と呼ばれるパルス励起法が用いられていた（**図1.2**）。

　上記のNMR現象を画像化に応用したMRI（magnetic resonance imaging）の第一歩は1973年にロータバー（Lauterbur；ニューヨーク州立大学）らのズーグマトグラフィと呼ばれるCT画像再構成と同一の方法を利用し画像を得たことによる。これは，上記のスピンエ

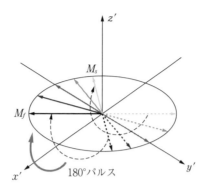

図 1.2　スピンエコーの原理

コー信号を観測する際に画像の画素位置に応じて磁場強度を線形に変える傾斜磁場を併用して，画素の位置の識別を行う手法である。ついで，マンスフィールド（Mansfield；ノッチンガム大学）らは同年に，上記の手法に特定の断面を選択的に励起する方法を組み合わせて任意のスライス厚の断層像を得た。そして，現在の MRI で広く使用されているフーリエ変換法と呼ばれる手法による画像化が，1975 年にエルンスト（Ernst；スイス連邦工科大学）らによってなされた。

　上記の画像化手法の考案とほぼ並行して，撮像時間を短縮するための高速スキャン法が数多く提案された。その最速イメージング法として 1977 年に Mansfield がエコープラナ法と呼ばれる方法を提案し，1980 年代以降はハードウェアである高磁場のマグネット，高強度・高速スイッチングを有する傾斜磁場，および多チャネル送受信コイルとその構成を利用した

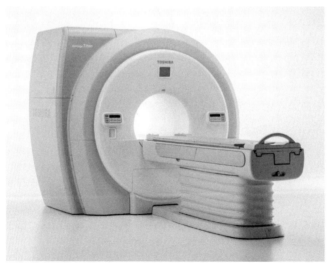

図 1.3　MRI システムの一例

画像化法により，高画質・広範囲のリアルタイム撮像ができるまでに至っている。MRIシステムの一例を**図1.3**に示す。

なお，上記のMRIに関わる研究者の多くは，以下のようにそれぞれノーベル賞を受賞している。

  Purcell/Bloch（1952年：物理学）

  Ernst（1991年：化学）

  Lauterbur/Mansfield（2003年：生理学医学）

2. 静磁場中の磁化とその運動

2.1 静磁場と磁化

　原子核内部では陽子（以下，プロトンと記す），中性子が自転運動を行っている。荷電粒子であるプロトンが自転すると実質的に微小な円電流が形成されて，**図2.1**のように磁場が発生する。この微小な円電流が遠方に作る磁場は**磁気双極子**[†]が作る磁場と等価になる。原

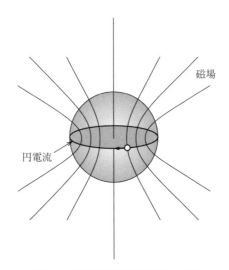

図2.1 自転する荷電粒子が作る磁場

[†] 磁気双極子：磁極の強さが$\pm m$〔Wb〕，長さがd〔m〕の棒磁石を磁気双極子といい
　　　$\mu = md$
　　を**磁気モーメント**という。

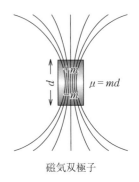

磁気双極子

子核の磁気双極子の強さ，すなわち**磁気モーメント** μ は角運動量 J[†1] に比例する。

$$\mu = \gamma J = \gamma \hbar I \tag{2.1}$$

ここで，比例定数 γ は核種によって決まる値で，**磁気回転比**という。$\hbar$ はプランクの定数 $h = 6.6260755 \times 10^{-34}$ 〔J・s〕を 2π で割った値（$\hbar = h/2\pi$），I は**スピン量子数**と呼ばれるもので，磁場中の原子核のエネルギー準位は等エネルギー差で $2I+1$ 個に分離する。

上記の磁気モーメント μ を有する原子はプロトンと中性子の数のいずれかが奇数の核種である。水素（^{1}H）の原子核は1個のプロトンのみで構成されているため μ を有し，人体に最も多く存在することから，MRIの主対象となる。

以下，本書ではプロトンのみを扱うことにする。

プロトンでは，$I = 1/2$ なので**エネルギー準位**は二つに分かれ，磁気モーメント μ は式 (2.1) よりつぎのようになる。

$$\mu = \gamma J = \frac{\gamma \hbar}{2} \tag{2.2}$$

外部磁場 B が印加されるとプロトンのエネルギー準位は，**図2.2**のように二つに分かれる。磁気モーメント μ はこのように外部磁場[†2]方向に配列するが，外部磁場と並行に配列

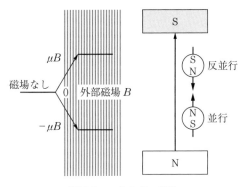

図2.2 エネルギー準位

---

†1 角運動量：一般に質量 m〔kg〕の物体が半径 r〔m〕，速度 v〔m/s〕で円運動しているとき半径と運動量の積 mvr を角運動量 J〔kg・m^2/s〕という。質量 M_p のプロトンが半径 r，角速度 ω，速度 v で回転している場合を考えると，プロトンの角運動量は
$$J = 慣性質量 \times 角速度 = M_p r^2 \cdot \omega = M_p r\omega \cdot r = M_p vr$$
となる。回転周波数 f〔Hz〕，回転円の面積 S〔m^2〕を用いると
$$J = M_p r\omega \cdot r = M_p 2\pi f \cdot r^2 = 2M_p fS$$
と表すこともできる。量子力学では
$$J = \left(\frac{h}{2\pi}\right)I = \hbar I$$
で表される。ここに，I はスピン量子数である。

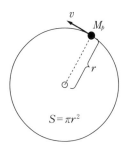

†2 MRI装置では，外部磁場として静磁場だけでなく傾斜磁場，高周波磁場も含まれることに留意してほしい。

するものと反並行に配列するものがあり，外部磁場に対して反並行はエネルギーが高く，並行はエネルギーが低い。

> ▶▶▶応用・発展
>
> 熱平衡状態でエネルギー E〔J〕を有する確率はボルツマン分布で表される。
>
> $$\frac{N_E}{N} = C \cdot e^{-E/kT} \tag{2.3}$$
>
> ここに，Nは総数，N_EはエネルギーEを有する数，Cは定数，kはボルツマン定数，Tは絶対温度〔K〕である。したがって，並行になる確率$P_\uparrow$，反並行になる確率$P_\downarrow$はそれぞれつぎのように表される。
>
> $$P_\uparrow = C \cdot e^{+\mu B/kT} \approx \left(\frac{N}{2}\right)\left(1 + \frac{\mu B}{kT}\right) \tag{2.4}$$
>
> $$P_\downarrow = C \cdot e^{-\mu B/kT} \approx \left(\frac{N}{2}\right)\left(1 - \frac{\mu B}{kT}\right) \tag{2.5}$$
>
> ここで，$\mu B/kT$が非常に小さい値なので近似を用い，また全体がプロトン総数Nになるように$C=N/2$としている。式(2.4), (2.5)からエネルギーの低い並行プロトンがエネルギーの高い反並行プロトンよりも多くなっていることがわかる。後述の**巨視的磁化**は，この反並行と並行のプロトンの数の差によって現れる。式(2.4), (2.5)より差ΔNはつぎのようになる。
>
> $$\Delta N = N\left(\frac{\mu B}{kT}\right) \tag{2.6}$$
>
> $B=1.5$ T，$k=1.380\,658\times10^{-23}$ J/K，$T=300$ K とし，プロトンでは$\mu=1.41\times10^{-26}$ J/T となることから
>
> $$\frac{\Delta N}{N} = 5.11\times10^{-6}$$
>
> になる。

高磁場といわれる1.5Tでも反並行と並行プロトンの差はわずかで，およそ20万個に1個のプロトンだけがマクロな磁化に寄与しているだけということになる。また，磁場強度が高いほどS/Nが改善するのは巨視的磁化が磁場強度に比例して増大するからである。

2.2 歳差運動

図2.3に示すように，磁気モーメント$\boldsymbol{\mu}$[†]は外部磁場$\boldsymbol{B}$の方向に対してある角度だけ傾き，図2.4のコマと同様の**歳差運動**を行っている。すなわち，$\boldsymbol{\mu}$を外部磁場の方向に戻そうとするが，$\boldsymbol{\mu}$が角運動量を有しているため$\boldsymbol{N}=\boldsymbol{\mu}\times\boldsymbol{B}$のトルクが働くことになる。このとき

[†] 本節では，「向き」が大事なのでベクトルとして表すことにする。

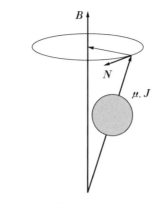

図 2.3　磁気モーメントの歳差運動

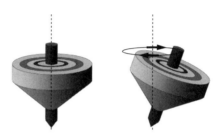

図 2.4　コマの歳差運動

の角運動量 J の時間変化は次式で表される[†]。

$$\frac{dJ}{dt} = \mu \times B = \gamma J \times B \tag{2.7}$$

この式からわかるように，角運動量 J の変化は常に角運動量 J と外部磁場 B に垂直である。そのため，磁気モーメント μ は，図 2.3 に示すように，ある角度傾いた状態で歳差運動を続ける。これは正に，回転しているコマを倒すように力を掛けた場合の運動と基本的に同じである。

MRI では，ある微小領域中における上記の個々の磁気モーメント μ の総和として与えられる**巨視的磁化** M の挙動を見ていることになる。すなわち，**図 2.5** のように個々の μ はある角度で外部磁場 B に対して上記のように歳差運動しているが，ある瞬間における μ の回転位置は完全にバラバラなために μ の総和である M の方向は外部磁場方向を向くのである。

ここで，「微小領域」は静磁場の不均一性が無視できるほどに小さいことに留意されたい。したがって，個々の磁気モーメントは同一の角周波数を有すること，すなわち光学領域での

[†]　回転運動の運動方程式：一般に，力のモーメントを N，回転角周波数を ω，慣性モーメントを I，角運動量を L とすると，回転運動の運動方程式は次式で与えられる。

$$N = I\left(\frac{d\omega}{dt}\right) = \frac{d(I\omega)}{dt} = \frac{dL}{dt}$$

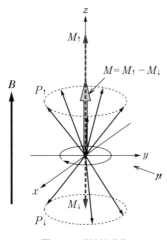

図 2.5 巨視的磁化

表現で"同色"であることから巨視的磁化は spin isochromat（同色のスピン）とも呼ばれる。この意味で，本書では巨視的磁化 M を以下「**スピン**」と記すことにする。

式 (2.7) は $M=\gamma J$ を用いて，つぎのようにスピンだけで表すこともできる。

$$\frac{d\boldsymbol{M}}{dt} = \gamma(\boldsymbol{M} \times \boldsymbol{B}) \tag{2.8}$$

上記の歳差運動を**ラーモアの歳差運動**といい，その回転の角周波数 ω [rad/s]，または周波数 f [Hz] はそれぞれ**ラーモア角周波数**，**ラーモア周波数**と呼ばれ，式 (2.7) を解いて次式で与えられる。

$$\omega = 2\pi f = \gamma B \tag{2.9}$$

$$f = \left(\frac{\gamma}{2\pi}\right) B \tag{2.10}$$

式 (2.9) より磁気回転比 γ の単位は [rad/(s·T)] となるが，式 (2.10) の $(\gamma/2\pi)$ にて 1 T 当りのラーモア周波数として表すとわかりやすい。

表 2.1 に $(\gamma/2\pi)$ で表したおもな核種の磁気回転比を示す。

表 2.1　核種の磁気回転比

核種	^{1}H	^{13}C	^{31}P
$\gamma/2\pi$ [Hz/T]	42.57×10^6	10.71×10^6	17.23×10^6

2.3 磁気共鳴

スピンに対して垂直方向にそのスピン固有の歳差運動の角周波数，すなわち**ラーモア角周波数と同じ角周波数で回転する外部磁場**（以下，**外部回転磁場**と記す）を加えるとスピンは歳差運動を始める（図 2.6）。さらに外部回転磁場を加え続けると，歳差運動の傾きは次第に大きくなっていく。この現象を**磁気共鳴**という。図 2.7 に示すように，振り子の周期に合わせて力を加えると，次第に大きく揺れるのと同じ現象といえる。

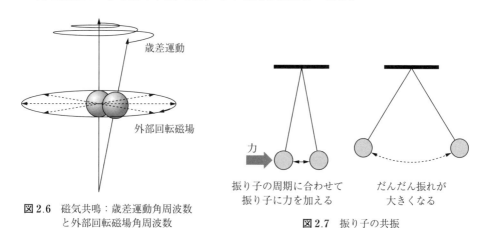

図 2.6 磁気共鳴：歳差運動角周波数と外部回転磁場角周波数

図 2.7 振り子の共振

上記の外部回転磁場の印加をやめると，歳差運動をしながら次第にもとの状態（**熱平衡状態**）に戻っていく。

磁気共鳴現象に量子力学的な理解を加えるには，つぎのように考えればよい。

外部磁場に置かれたプロトンは，図 2.2 に示したように，$2\mu B$ だけエネルギーが分離している。**外部からこのエネルギー差に等しいエネルギーの高周波磁場を与えると，そのエネルギーを吸収することで二つのエネルギー準位のプロトンの数が増減する**。これが磁気共鳴である。磁気共鳴周波数 f の高周波磁場のエネルギーは hf であるから，磁気共鳴の条件はつぎのようになる。

$$hf = 2\mu B \tag{2.11}$$

ここに，h はプランクの定数である。

式 (2.1)，(2.11) より

$$\omega = 2\pi f = \gamma B \tag{2.12}$$

当然，式 (2.12) は式 (2.9) と同じである。

―― コ ラ ム ――　　　　　　　　H 対 B，および磁性

　一般に，磁場強度 H は外部から適用される磁場（外部磁場）に対して用いられ，その単位は A/m である。一方，この**外部磁場 H に曝された物質の内部に誘導される正味の磁場が誘導磁場，あるいは磁束密度**と呼ばれる B であり，その単位がテスラ（T），または Wb/m² である。MRI は外部磁場 H 内における物質である人体が対象であるので，"正味の磁場強度"として B を用いなければならない。

　以下に，H と B の単位変換に関わる関係，および誘導磁場 B と磁性の関係を説明する。

　物質が存在しない真空中においては，誘導される物質がないために H と B は本質的に同一である。この場合，測定単位を是正するための係数として真空の**透磁率** μ_0 を用いて $B=\mu_0 H$ と表せる。

　一方，物質が存在すると物質の不対軌道電子や自由電子と外部磁場との相互作用によって電流が流れ，下図のように外部磁場 H を増加，あるいは減少させるように**内部磁化** M_i が誘導される。

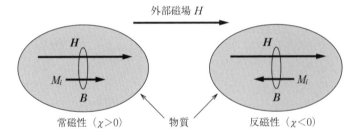

常磁性（$\chi>0$）　　物質　　反磁性（$\chi<0$）

　したがって，つぎのように定式化される。
　　$B=\mu_0(H+M_i)=\mu_0(H+\chi H)=\mu_0(1+\chi)H=\mu_0\mu_r H$
　　$M_i=\chi H,\quad \mu_r=1+\chi$

ここに，χ は物質の**磁化率**，μ_r は物質の**比透磁率**で無次元量である。

　磁化率 χ の大きさは物質の外部磁場における"磁化しやすさ"を表しており，$\chi>0$（$\mu_r>1$）の場合，M_i は H と同方向を向いており，この性質を有する物質は**常磁性**と呼ばれる。一方，$\chi<0$（$\mu_r<1$）では M_i は H と逆方向を向いており，この性質を有する物質は**反磁性**と呼ばれる。

　反磁性は不対軌道電子を持たない物質で見られ，**水や生体組織のほとんどが反磁性**であり，磁化率 χ は -1.0×10^{-6} 程度である。

　常磁性は酸素分子など不対軌道電子を有する物質で見られ，多くの不対軌道電子を持つ Gd の化合物（MRI 用造影剤として用いられる）や，血液分解産物で大きな磁化率となる。特に，マグネタイトといわれる磁鉄鉱の粒子の磁化率は常磁性体の 100 から 1 000 倍程度となり，**超常磁性**と呼ばれる。さらに，鉄，コバルト，ニッケルでは磁区と呼ばれる構造のため外部磁場を取り除いても磁性が残る残留磁気効果を有し，その磁化率は超常磁性体のさらに 10 倍程度と非常に大きく，**強磁性**と呼ばれる。

演　習　問　題

(2.1) 物質と磁気特性の組み合わせで誤っているのはどれか。一つ選択せよ。
1. 酸化ヘモグロビン ――――― 常磁性
2. 鉄 ―――――――――――― 強磁性
3. 生体組織 ――――――――― 反磁性
4. 空　気 ――――――――――常磁性
5. Gd 化合物（造影剤）――――常磁性

(2.2) 外部磁場の大きさが 1.5 T の場合のプロトン（^{1}H）におけるラーモア周波数を求めよ。

(2.3) プロトン（^{1}H）における磁気回転比 γ を単位〔rad/(s・T)〕にて表せ。

(2.4) 外部磁場の大きさが 0.5 T の場合のプロトン（^{1}H）におけるラーモア角周波数を求めよ。

3. スピンの励起と緩和

3.1 スピンの励起

まず,外部磁場として静磁場 B_0 と外部回転磁場 B_1 を分けて考えよう。

静磁場 B_0 中では,スピンは静磁場方向に揃う。このスピンの向きに垂直なラーモア角周波数の外部回転磁場 B_1 を印加すると,スピンは**図 3.1**(a) に示すように,**静止座標系**(または実験室系とも呼ばれる)で観測すると,B_0 の周りに歳差運動をしながら次第に傾いていく。次第に傾いていくのは,外部回転磁場 B_1 に対するスピンの歳差運動である。外部回転磁場と同じ回転速度の**回転座標系**で回転磁場の方向を x' 軸の方向とするとスピンの歳差運動は静止して見え,その回転方向は,図(b)に示すように,x' 軸に対して時計回りに回る。

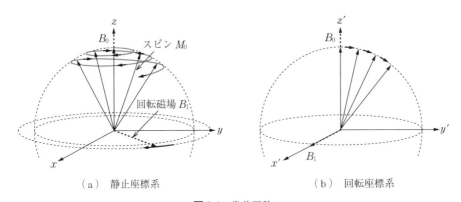

(a) 静止座標系 　　　　　(b) 回転座標系

図 3.1　歳差運動

以下では,スピンの回転を扱う場合には,座標の表記として静止座標系では (x, y, z),回転座標系では (x', y', z') のように分けて用いることにする。また,静磁場 B_0 の方向として通常用いられる z と z' は同一方向であることに留意してほしい。

スピンは励起されると,回転座標系から見たとき x' 軸の周りに傾いていくように見える。この傾いていく回転角速度 ω_1 は,外部回転磁場の強度 B_1 に対して $\omega_1 = \gamma B_1$ の関係とな

る†。したがって，励起時間 t_{ex} での回転角は次式で与えられ，これを**フリップ角**（flip angle）α〔rad〕という。

$$\alpha(t) = \omega_1 t_{ex} = \gamma B_1 t_{ex} \tag{3.1}$$

式（3.1）よりある大きさのフリップ角とするための励起時間 t_{ex} は，B_1 の強度に反比例することがわかる。したがって，**短時間で励起を行うには強い外部回転磁場が必要**となる。外部回転磁場の強度 B_1 と 90°励起に必要な時間の計算例を**図3.2**に示す。この図から，外部回転磁場の強度は静磁場強度に比べてはるかに小さいことがわかる。

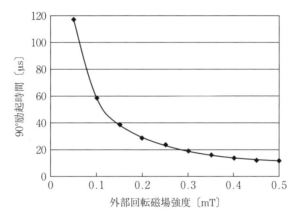

図 3.2　外部回転磁場強度と 90°励起時間

3.2　MR信号の発生

外部回転磁場によって倒されたスピンは，外部回転磁場がなくなった後も磁気共鳴周波数で歳差運動を続ける。**図3.3**に示すように，これは小さな磁石が回転することに相当するので，周囲の空間に回転磁場を作る。この回転磁場中にコイルをおくと，ファラデーの**電磁誘導の法則**によって電気信号が発生する。これがMR信号である。MR信号に寄与するのは回転軸に垂直なスピン成分，すなわち**横磁化成分** M_{xy} になる。

2.3節のようにON/OFFする外部回転磁場は，例えば対象全体を励起する場合には，**図3.4**のようにラーモア周波数を有する高周波パルスとなる。ラーモア周波数は，1.5 Tの場合は約64 MHzとラジオ周波数（radio frequency）帯であることからON/OFFする外部回転磁場（または**高周波磁場**）を **RFパルス**と呼ぶのである。

横磁化成分の大きさはRFパルスの印加でスピンの傾くフリップ角に依存する。横磁化成

---

† $\omega_1 = \gamma B_1$ の式は，スピンが励起される物理現象から導かれたものであり，静磁場において定義されるラーモアの式とは異なることに留意してほしい。

14   3. スピンの励起と緩和

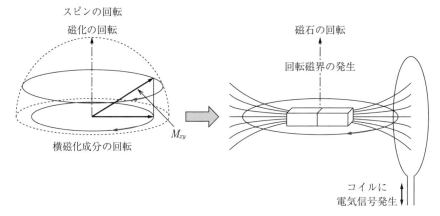

図 3.3　MR 信号発生の原理

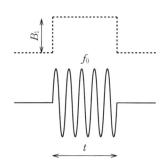

図 3.4　RF パルスと外部回転磁場

分はフリップ角 90°で最大になる。フリップ角を 90°，180°にする RF パルスをそれぞれ 90°パルス，180°パルスという。同じ RF パルス幅ならば 180°パルスの強さは 90°パルスの 2 倍になる。

　発生する信号は，図 3.5 に示すように，時間とともに指数関数的に減衰していく。このメカニズムについては後述するが，この減衰を**自由誘導減衰**（**FID**：free induction decay），

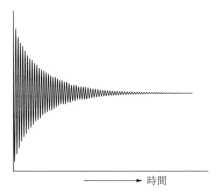

図 3.5　FID 信号波形の模式図

この減衰による信号を FID 信号と呼ぶ。

3.3 スピンの緩和

RF パルスによって励起されたスピンは，RF パルスが OFF 状態になるともとの熱平衡状態に戻っていく。この現象を**緩和**という。緩和には，縦磁化成分がもとの状態に戻る**縦緩和**と横磁化成分が次第に減少していく**横緩和**とがある。

3.3.1 縦緩和と縦緩和の式

縦緩和とは，RF パルスによってスピンが倒されたとき，その縦磁化成分 M_z が時間とともにもとの熱平衡状態の縦磁化の大きさ M_0 に回復していく現象で，**スピン‐格子緩和**とも呼ばれる。これは，縦磁化の緩和が核スピンと周囲の格子系との相互作用によって起こるからである。**図 3.6** に 90°励起，および 180°励起後の縦磁化の回復を模式的に示す。

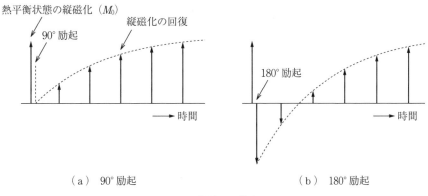

(a) 90°励起   (b) 180°励起

図 3.6　縦緩和の模式図

縦緩和の回復過程における縦磁化成分 M_z[†] の時間変化は熱平衡状態からの差の大きさ $(M_0 - M_z)$ に比例し，その比例定数は実験的に導かれて次式で表せる。

$$\frac{dM_z(t)}{dt} = -\frac{M_z(t) - M_0}{T_1} \tag{3.2}$$

T_1 は時定数と呼ばれ，これを**縦緩和時間**という。90°パルスを印加したときは式 (3.2) を $t=0$ で $M_z(0)=0$ という初期条件で解くと以下となる。

$$M_z(t) = M_0(1 - e^{-t/T_1}) \tag{3.3}$$

図 3.7 は，$B_0 = 1.5$ T で 90°励起後の白質および灰白質の縦磁化の緩和を式 (3.3) で計算

---

† 縦磁化については，z 方向のみの量を扱うので静止座標と回転座標は同一として扱っていることに注意してほしい。

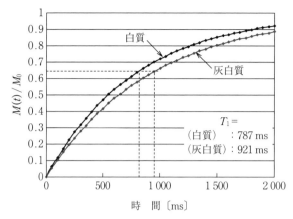

図 3.7 90°励起後の縦磁化の緩和例

した例である。おのおのの組織の緩和時間に相当する時間 ($t = T_1$) で縦磁化は $M_0(1-e^{-1})$ ≈ $0.63M_0$ まで回復していることがわかる。

また，180°パルス印加後の場合は，式 (3.2) において $t=0$ で $M_z(0) = -M_0$ となることからつぎのように導かれる。

$$M_z(t) = M_0(1 - 2e^{-t/T_1}) \tag{3.4}$$

さらに，90°より小さいフリップ角 α の場合は，**図 3.8** のように $t=0$ で $M_z(0) = M_0\cos\alpha$ となることから，式 (3.2) より以下となる。

$$M_z(t) = M_0 + (M_0\cos\alpha - M_0)e^{-t/T_1} \tag{3.5}$$

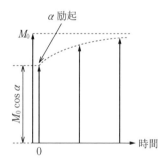

図 3.8 フリップ角 α 時の縦磁化成分

3.3.2 繰返し励起時の縦緩和

90°よりも小さなフリップ角により時間間隔 TR で繰返し励起した場合の縦磁化成分 M_z の時間変化は，**図 3.9**（a）のようになる。すなわち，縦磁化は熱平衡状態に戻る前に励起されるために，励起を繰り返すたびに次第に小さくなり，やがてほぼ一定になる。この一定の状態を**飽和**（saturation）という。図（b）はフリップ角が 90°の場合を示している。この

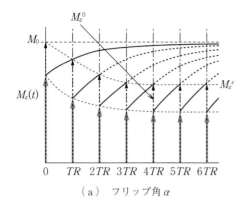 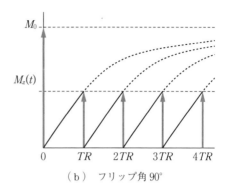

（a）フリップ角 α　　　　　（b）フリップ角 $90°$

図 3.9　繰返し励起による縦磁化成分の変化

場合は，2回目以降の縦磁化成分はすべて一定になる。つまり，この場合は2回目励起時にすぐ飽和に達し，その後は一定になる。

上記の飽和時の縦磁化 M_z^s を考えてみよう。図3.9（a）に示されているように，例えば4回励起後のRFパルス印加直前の縦磁化成分を M_z^0 とおくと，α パルス印加（$4TR$ 時）直後の $M_z(0)$ は以下となる。

$$M_z(0) = M_z^0 \cos\alpha \tag{3.6}$$

式 (3.5) の導出と同様の方法で $4TR$ 時を時間 t の基点とした縦磁化 $M_z(t)$ は

$$M_z(t) = M_0 + (M_z^0 \cos\alpha - M_0)e^{-t/T_1} \tag{3.7}$$

と求められる。ここで，$t = TR$ において縦磁化が飽和し M_z^s になったと考えると，式 (3.7) で $M_z(TR) = M_z^0 = M_z^s$ とおいてよく，つぎのようになる。

$$M_z(TR) = M_0 + (M_z^s \cos\alpha - M_0)e^{-TR/T_1} = M_z^s \tag{3.8}$$

よって，飽和時の縦磁化 M_z^s は以下のように求められる。

$$M_z^s = M_0 \frac{1 - e^{-TR/T_1}}{1 - \cos\alpha \, e^{-TR/T_1}} \tag{3.9}$$

8.1節で説明する血流可視化法である**タイムオブフライト法**は撮像断面内に飽和していない，つまり大きな縦磁化成分を持つ血液が流れ込んでくるために高信号になることを利用している。

図3.10は，フリップ角 α を変えた場合の繰返し励起による縦磁化成分の励起回数依存性の計算例を示すものである。フリップ角が大きくなるに従って飽和が早くなるとともに飽和時の縦磁化が小さくなっていく。フリップ角 $90°$ では，1回目の励起ですぐ飽和する。

3.3.3　横　緩　和

縦磁化がRFパルスによって倒されると横磁化成分が発生する。倒された直後は横磁化成

18   3. スピンの励起と緩和

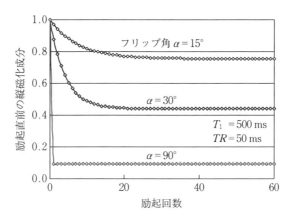

図 3.10 繰返し励起によるスピン飽和と
フリップ角依存性の計算例

分を構成している個々の磁気モーメントは同じ向きに揃っているが,磁気モーメント間に歳差運動の周波数ずれがあると,**図 3.11** に示すように,次第に磁気モーメント間に位相の分散が生じるために観測される横磁化成分は次第に減少し,いずれはゼロになってしまう。この現象を横磁化成分の緩和という意味で**横緩和**という。

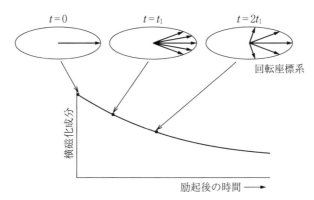

図 3.11 磁気モーメント間の位相の分散による横磁化の緩和

横緩和はその物質に固有な個々の磁気モーメントが作る磁場の相互作用に起因するので,**スピン-スピン緩和**とも呼ばれる。物質固有の横緩和の時定数 T_2 を**横緩和時間**という。

3.3.4 横緩和の原因

横緩和の原因である物質固有のスピン-スピン相互作用とは,個々の磁気モーメントが作るミクロな磁場の相互作用の結果生じる磁場が時間的・空間的に揺らいでいるために,実際に個々の磁気モーメントが感じる磁場が変動していると理解すればよい。

3.3.5 横緩和の式

物理量の時間変化は現在量に比例するという原則を横磁化 $M_{xy}(t)$ に当てはめ，その時定数を T_2 とすると次式が得られる。

$$\frac{dM_{xy}(t)}{dt} = -\frac{M_{xy}(t)}{T_2} \tag{3.10}$$

これを解いて $t=0$ での $M_{xy}(0) = M_{xy}^0$ とすると，次式が得られる。

$$M_{xy}(t) = M_{xy}^0 e^{-t/T_2} \tag{3.11}$$

横磁化成分 M_{xy} は時間とともに指数関数的に減衰していく。**図 3.12** に白質および灰白質の横緩和の計算例を示す。図 3.7 の縦緩和に比べると横緩和が短い時間で起こることがわかる。

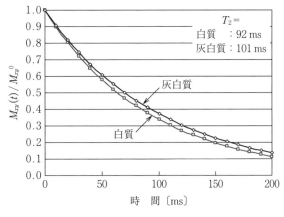

図 3.12 横緩和の計算例

M_{xy}^0 は縦磁化が RF パルスによって倒されたときの横磁化成分であるので，繰返し励起による M_{xy}^0 の変化は N 番目の繰返し励起直後の縦磁化成分 $M_z(N)$ とフリップ角 α を用いてつぎのように表される。

$$M_{xy}^0(N) = M_z(N)\sin\alpha \tag{3.12}$$

3.3.6 見かけの横緩和

前述の横緩和は，スピンを定義した微小領域内[†]での効果である。一方，マクロな領域では，MRI で使用される磁石の磁場不均一性や組織内外の磁化率の違いによって生じる局所磁場などによる磁場の不均一性 (ΔB_0) も加わることになる。このときの**見かけの横緩和時間**を T_2^* と呼び，T_2 との関係はつぎのようになる。

[†] この微小領域を isochromat と呼ぶ。これは後述の傾斜磁場が掛かったとしても，外部要因としての磁場不均一性の影響は受けないと考えることに留意してほしい。

$$\frac{1}{T_2^*} \approx \frac{1}{T_2} + \frac{\gamma}{2}\Delta B_0 \tag{3.13}$$

MR信号である**自由誘導減衰（FID）**は，上記の見かけの横緩和時間によって減衰することに留意してほしい。

3.3.7　Blochの方程式

Blochは，スピンMと外部磁場Bとの相互作用の式である式(2.8)に，観測された前記の緩和現象である縦磁化の回復過程の式(3.2)，および横磁化の減衰過程の式(3.10)を合わせて，以下のBlochの方程式を表す。

$$\frac{d\boldsymbol{M}}{dt} = \gamma \boldsymbol{M} \times \boldsymbol{B} - \frac{M_x \boldsymbol{i} + M_y \boldsymbol{j}}{T_2} - \frac{M_z - M_0}{T_1}\boldsymbol{k} \tag{3.14}$$

ここに，$\boldsymbol{i}, \boldsymbol{j}, \boldsymbol{k}$はそれぞれ$x, y, z$方向の位置ベクトル，$M_x, M_y$はそれぞれ横磁化$M_{xy}$の$x$方向，$y$方向の成分である。また，$B$は静磁場だけでなく，外部回転磁場や後述の傾斜磁場も含まれることに再度，留意してほしい。

磁気共鳴現象におけるスピンの振舞いは，このBlochの方程式を解くことで説明できる。式(3.14)からわかるように，x, y, z方向の三つの成分の連立微分方程式となっていることから，その解を励起過程も含めて一般的な条件で解くことは極めて困難である。しかし，前節までに扱ってきたRFパルスをOFFした後の過程だけであれば，以下のように解析解として求められる。

回転成分である横磁化は複素数として，$M_{xy}(t) = M_x(t) + jM_y(t)\ (j=\sqrt{-1})$と扱うと

$$M_{xy}(t) = M_{xy}^0 e^{-t/T_2} e^{-j\omega t} \tag{3.15}$$

ここで，$M_{xy}^0 = M_x^0 + jM_y^0$はRFパルスをOFFした直後の横磁化であり，$e^{-j\omega t}$は横磁化がラーモア角周波数で回転している状態を示している。また，縦磁化についてはM_zの初期値M_z^0を用いると以下となる。

$$M_z(t) = M_z^0 e^{-t/T_1} + M_0(1 - e^{-t/T_1}) \tag{3.16}$$

これらの式を静止座標系で表すと，**図3.13**のようになる。

また，回転座標系においては，横磁化は式(3.15)の回転を表す項である$e^{-j\omega t}$を取り除くこと，縦磁化はz'軸がz軸と一致している場合は式(3.16)をそのまま用いることができることから，以下のように表せる。

$$\left.\begin{aligned} M_{x'y'}(t) &= M_{x'y'}^0 e^{-t/T_2} \\ M_{z'}(t) &= M_{z'}^0 e^{-t/T_1} + M_0(1 - e^{-t/T_1}) \end{aligned}\right\} \tag{3.17}$$

上式は，各種パルスシーケンスにおける信号値を計算するための基本式として最も重要な式である。前項までにおける式(3.3)，(3.4)，(3.5)，(3.7)，(3.11)は上式で統合される

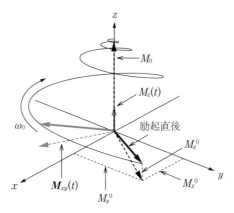

図 3.13 静止座標系における励起後のスピンの振舞い

ことに留意されたい。

3.3.8 緩和時間の磁場依存性

表 3.1 は，1.5 T における生体組織の緩和時間 T_1，T_2 を示したものである。T_2 値に関してはあまり磁場強度依存性がなく一定となるが，磁場が高くなるとより高い磁気共鳴周波数で運動するプロトンが顕著に減少し，スピン-格子間の相互作用が弱くなるため，**図** 3.14 に示すように，T_1 値は磁場強度が高くなると延長することになる。

表 3.1　1.5 T における生体組織の T_1，T_2 値

組織	T_1〔ms〕	T_2〔ms〕
灰白質（脳）	921	101
白質（脳）	787	92
星状細胞腫（脳）	916	141
正常組織（肝臓）	493	43
肝細胞がん（肝臓）	1 077	84
脂　肪	250	60
動脈血	1 200	250
脳脊髄液	4 500	2 200

3. スピンの励起と緩和

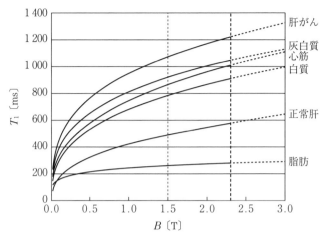

図 3.14 T_1 値の静磁場強度依存性

演 習 問 題

(3.1) 緩和時間の説明について正しいのはどれか。二つ選択せよ。
1. 静磁場強度が大きいほど T_1 は短い。
2. 脂肪の T_1 は肝臓組織の T_1 より長い。
3. 脳脊髄液の T_1 は脳組織の T_1 より短い。
4. T_2 は静磁場強度に依存しない。
5. T_2^* は T_2 より短い。

(3.2) 静磁場の大きさが 1.5 T の場合、つぎの問に答えよ。
1. 脂肪における 90°励起後の縦磁化の変化を $t = 0$, 100, 200, 500, 1 000 [ms] における $M(t)/M_0$ を計算し、図 3.7 にならって以下のグラフ（**問図 3.1**）上にプロットし、曲線として表せ。
2. 脂肪における 90°励起後の横磁化の変化を $t = 0$, 50, 100, 150, 300 [ms] における $M(t)/M_0$ を計算し、図 3.12 にならって以下のグラフ（問図 3.1）上にプロットし、曲線として表せ。

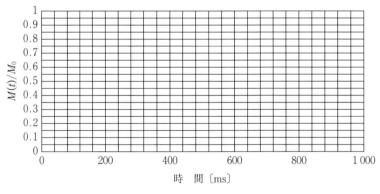

問図 3.1

4. MR画像の生成

　MR画像の生成の基礎となる傾斜磁場，特定領域を励起する選択励起法を説明したうえで，その断面内の各スピンの位置を傾斜磁場によって符号化する手法，すなわちエンコード法について述べることにする。

4.1 傾　斜　磁　場

　図4.1(a)に示すように，z方向の均一な静磁場B_0に対して図(b)のようにz方向の磁場強度B_zが$x=0$を中心としてx方向の距離に比例して増減する磁場成分$G_x x$を考える。

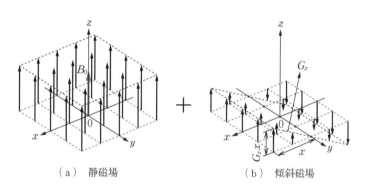

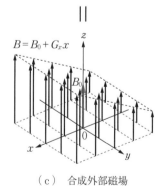

図4.1　傾斜磁場の概念図

このような磁場成分を**傾斜磁場**(gradient magnetic field)と呼び，磁場勾配率である係数 G_x を**傾斜磁場強度**と呼ぶ。G_x の単位は T/m である(一般には，mT/m)。この傾斜磁場 $G_x x$ を静磁場 B_0 に重畳することで図(c)のように x 方向に関して異なる磁場強度となる外部静磁場を作ることができる。なお，以下では傾斜磁場強度と傾斜磁場の名前を表す記号(例えば，G_x, G_y など)は共通とするので注意されたい。

さらに，3次元空間として異なる磁場強度となる外部静磁場環境を作るには，**図4.2**(b)に示すように，$G_x x$ とは 90°だけ回転した関係となる y 方向の傾斜磁場 $G_y y$，および図(c)のように xy 面からの z 方向の距離に比例して増減する傾斜磁場 $G_z z$ を導入する。これら三つの傾斜磁場成分を用いることで，空間座標の点 (x, y, z) での外部静磁場強度 $B(x, y, z)$ は次式で表せることになる。

$$B(x, y, z) = B_0 + (G_x x + G_y y + G_z z) \tag{4.1}$$

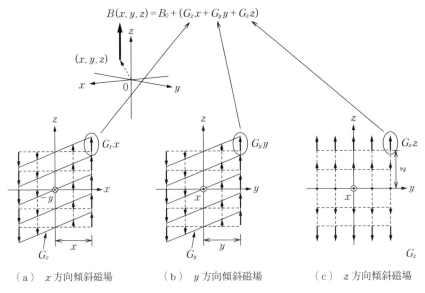

(a) x 方向傾斜磁場　　(b) y 方向傾斜磁場　　(c) z 方向傾斜磁場

図4.2　3方向の傾斜磁場

上図でもわかるように，空間座標の中心 $(0,0,0)$ では常に傾斜磁場成分が0であることから座標 $(0,0,0)$ を以下では傾斜磁場中心と呼ぶことにする。

4.2 選択励起法

4.2.1 選択励起の原理

均一な静磁場のみで磁気共鳴周波数 f_0 の矩形 RF パルスを印加すると，静磁場内のすべてのプロトンが励起される。ある厚みを有する断面(以下，**スライス**と記す)のみを画像化す

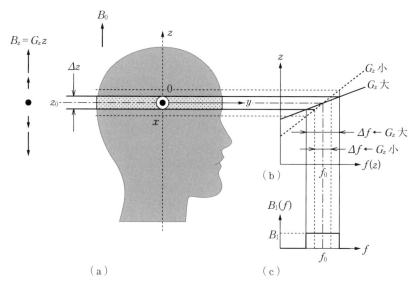

図4.3 傾斜磁場とスライス厚

るには，所望のスライスのみのプロトンを選択的に励起する必要がある．そのために，**図4.3**に示すように，被写体に空間的に磁場勾配を有する傾斜磁場（**スライス選択用傾斜磁場**）を印加し，この傾斜磁場の傾き（つまり，傾斜磁場強度）と所望のスライス厚で決まるバンド幅の RF パルスを印加する．

図において静磁場を z 軸とし，スライス面を傾斜磁場中心を通る xy 面として，z 軸方向の傾斜磁場 $G_z z$ を掛けると，位置 z におけるラーモア周波数 $f(z)$ は以下のように表せる．

$$f(z) = \frac{\gamma}{2\pi}(B_0 + G_z z) = f_0 + \frac{\gamma}{2\pi}G_z z \tag{4.2}$$

選択励起とは，**スライス厚 Δz** 内のすべてのスピンが励起後に同一の位相とフリップ角を有する状態にすることである．実際の RF パルスである高周波磁場 B_1 は図4.3（b）のように周波数の幅 Δf（以下，**RF パルスバンド幅**と記す）を有し，上式より以下のように導ける．

$$\Delta f = \frac{\gamma}{2\pi}G_z \Delta z, \quad \text{または} \quad \Delta z = \frac{\Delta f}{(\gamma/2\pi)G_z} \tag{4.3}$$

上式からわかるように，スライス厚 Δz は傾斜磁場強度に反比例し，RF パルスバンド幅 Δf に比例することになり，静磁場の強度には依存しない．

図4.3の座標と被写体の場合，選択励起用傾斜磁場として $G_z z$ を用いることでスライス面が**横断面**（アキシャル：axial）となるが，$G_x x$，$G_y y$ を用いることでそれぞれ**矢状断面**（サジタル：sagittal），**冠状断面**（コロナル：coronal）となる．さらに，三つの傾斜磁場を自由に用いることで，**図4.4**にように**任意断面**（オブリーク：oblique）を**選択励起**することができる．

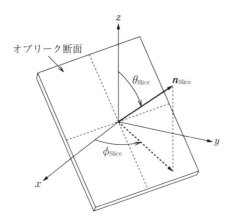

図 4.4 任意断面の選択励起

4.2.2 選択励起パルス波形

スライス選択励起は，スライス選択用傾斜磁場強度と RF パルスバンド幅だけでなく，図4.3（c）に示したような周波数領域で，矩形状の周波数特性になるように RF パルスの波形を考えなければならない。

図3.4にすでに示したように，単純に**変調パルス**を矩形にすると，**図4.5**のように周波数スペクトル（**スライス選択特性**）はそのフーリエ変換で与えられる **sinc 関数**の絶対値になる。そこで，変調パルス側を sinc 関数とすることでスライス選択特性を矩形にする方法が用いられる。

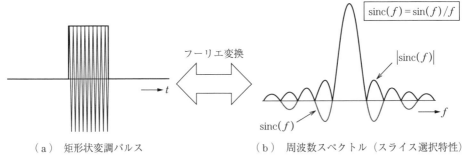

（a）矩形状変調パルス　　　　（b）周波数スペクトル（スライス選択特性）

図 4.5　矩形状変調パルスと対応するスライス選択特性

図4.6に，変調パルスの包絡線を sinc 関数とした選択励起パルスを示す。実用上は $\pm 2\pi$ から $\pm 4\pi$ までの長さで打ち切る必要がある。その打切りのために，**図4.7**に示すように，スライス選択特性に**リンギング**と呼ばれる現象が現れることに注意が必要である。

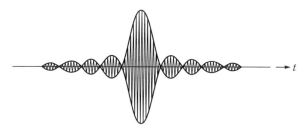

図 4.6 sinc 関数による選択励起 RF パルス波形(±5πの場合)

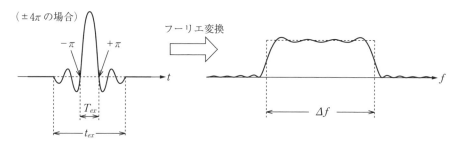

図 4.7 sinc 関数の打切りとスライス選択特性

4.2.3 選択励起パルス幅と強度

選択励起パルスとその周波数特性(図4.7)において励起パルス幅,つまり励起時間 t_{ex} とバンド幅 Δf とはフーリエ変換の理論により,選択励起パルスにおいて±πに相当する時間を T_{ex} とおくと,$T_{ex}=2/\Delta f$ となることから,励起パルス幅が±πの n 倍とすれば,励起時間 t_{ex} は以下のように表せる。

$$t_{ex}=nT_{ex}=\frac{2n}{\Delta f} \tag{4.4}$$

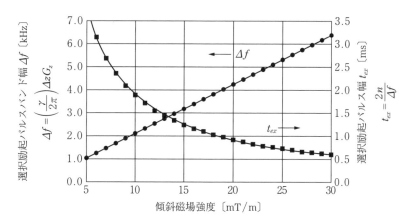

図 4.8 スライス選択用傾斜磁場強度と選択励起パルスのバンド幅・パルス幅との関係(スライス厚=5 mm,±2π($n=2$)の選択励起 RF パルス)

一方，式 (3.1) のフリップ角と励起時間の関係式より，ある一定のフリップ角にて選択励起する場合，上式よりバンド幅が広くなると励起パルス幅が狭くなり，大きな高周波磁場が必要となる。図 4.8 に式 (4.3) も含め，傾斜磁場強度に対する選択励起パルスのバンド幅とパルス幅との関係を示す。

4.2.4 マルチスライス選択励起

図 4.9 のように，一定の傾斜磁場 $G_z z$ が掛かっているときに，三つのスライス面 S_h, S_0, S_l の中心での磁気共鳴周波数は式 (4.2) より原点 0 からの z 方向の距離に対応することから，図のようにそれぞれのスライス中心面での磁場強度に対応する磁気共鳴周波数を有する RF パルスを用いることで三つのスライス面を分離して励起することができる。この選択励起の方法を**マルチスライス法**と呼ぶ。

この手法は後述の基本パルスシーケンス，高速スキャンにおいて各断面で繰返し励起するときの繰返し時間（TR）の間を利用して，他の断面をつぎつぎに励起をすることで複数断面を効率良く励起できることから，スキャン時間の短縮が行えるのである。

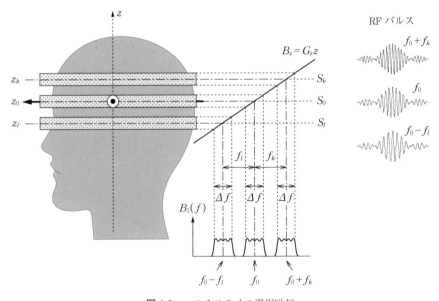

図 4.9　マルチスライス選択励起

4.3　周波数エンコード

選択励起 RF パルスによって信号を励起すると，励起された部分のスピンは減衰しながら歳差運動を続けるので回転磁場を発生する。受信コイルでこの回転磁場による電磁誘導信号

を受信することによって,画像の構成に必要な電気信号を取得する。しかし,単純に信号を受信したのでは画像を生成することができない。そこで,励起された断面内の信号源の空間的位置がわかるように,傾斜磁場により**エンコード**(符号化)を行うのである。

4.3.1 周波数エンコードの原理

周波数エンコードとは「周波数による符号化」という意味で,座標に対応して共鳴周波数が変わるようにすることである。**図 4.10** に示すように,x 方向に中心がゼロで傾きが G_x〔T/m〕の傾斜磁場を印加したとする。そうすると,座標 x での静磁場の強さが $B_0 + G_x x$ となる。x 座標の磁気共鳴角周波数を $\omega(x)$ とすると,これは次式で与えられる。

$$\omega(x) = \gamma B_0 + \gamma G_x x = \omega_0 + \gamma G_x x \tag{4.5}$$

ここに,ω_0 は傾斜磁場中心における磁気共鳴角周波数である。

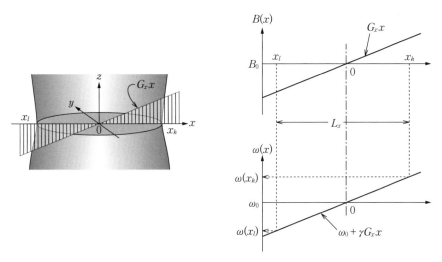

図 4.10 周波数エンコードの原理

x 座標が異なれば,異なった周波数の信号が発生することになる。したがって,傾斜磁場を印加した状態で信号を収集し,その信号の周波数を分析すれば x 座標のどの位置の信号源からの信号かがわかる。これが,周波数エンコードの原理である。

スライス面を x,y 面とし信号源分布を $A(x, y)$ とすると,磁気共鳴信号は次式のようになる[†]。

$$s(x, y, t) = A(x, y)\sin[\gamma(B_0 + G_x x)t] = A(x, y)\sin[(\omega_0 + \gamma G_x x)t] \tag{4.6}$$

[†] 磁気共鳴信号は,図 4.18 に示すように,二つの成分である cos 成分と sin 成分に分けて扱うことになっている。つまり,複素信号である

$$s(t) = A[\cos(\omega t) + j\sin(\omega t)] = A e^{j\omega t}, \quad j = \sqrt{-1}$$

となる。ここでは,式の展開を理解しやすくするために,上記の sin 成分のみを扱うことにするが,図 4.12 などの MR 信号は上記の複素信号として cos 成分も扱われていることに留意してほしい。

で，x 座標では磁気共鳴角周波数が ω_0 から $\gamma G_x x$ だけずれている。こうした状態で信号を収集すると，磁気共鳴周波数と x 座標の対応付けされた（エンコードされた）信号が収集できることになる。

4.3.2 周波数エンコード用傾斜磁場 G_r と信号収集

図 4.11 に示すように，周波数エンコード中に MR 信号の収集を行う。この信号収集を読出し（readout）と呼ぶので，**周波数エンコード用傾斜磁場**を**読出し傾斜磁場**（readout gradient）G_r という。

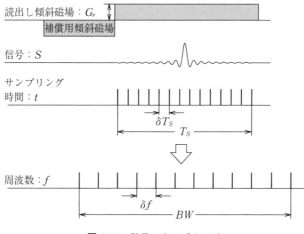

図 4.11　信号のサンプリング

この信号収集時間を T_s とすると，収集された信号に対する周波数分解能は $\delta f = 1/T_s$ となる。**FOV**（field of view：撮像対象の大きさを表す）の x 方向を L_x としマトリックス数を N とすると，FOV から発生する信号には $N\delta f$ の**信号バンド幅**（BW：band width）が必要になる。この信号バンド幅は，FOV にわたる読出し傾斜磁場 G_r による信号成分，すなわち，式 (4.5)，および図 4.10 より，$BW = (\omega(x_h) - \omega(x_l))/2\pi = (\gamma/2\pi) G_x (x_h - x_l) = (\gamma/2\pi) G_r L_x$ と表せる。信号バンド幅 BW でマトリックス数 N を得るためには，信号収集時間 T_s の間に N 回等間隔に信号を収集すればよい。したがって，信号の**サンプリングピッチ** δT_s は T_s/N となる。

以上を整理して

$$BW = N\delta f = \frac{1}{\delta T_s} = \frac{N}{T_s} = \left(\frac{\gamma}{2\pi}\right) G_r L_x \tag{4.7}$$

上式を傾斜磁場強度 G_r の式にすると

$$G_r = \frac{1}{(\gamma/2\pi) L_x \delta T_s} = \frac{1}{(\gamma/2\pi)(L_x/N) T_s} = \frac{1}{(\gamma/2\pi) T_s \Delta x} \tag{4.8}$$

ここで，ピクセルサイズを $\Delta x = L_x/N$ とした。上式を用いると式 (4.6) は

$$s(x, y, t) = A(x, y) \sin[\{\omega_0 + (2\pi/L_x \delta T_s)x\} t] \tag{4.9}$$

となる。サンプリング時間 t を $l\delta T_s (l = -N/2, -N/2+1, \cdots, 0, \cdots, N/2-1)$ とすると，$(2\pi/L_x \delta T_s)xt = 2l\pi(x/L_x)$ と表せることから，上式は次式になる（N は偶数とする）。

$$s(x, y, t) = A(x, y)\sin[\omega_0 t + 2l\pi(x/L_x)] \tag{4.10}$$

4.3.3 周波数エンコードのシミュレーション

以上の結果を踏まえて，周波数エンコードについてもう少し詳しく見てみよう。

図 4.12（a），（b），（c）はそれぞれ FOV（L_x）を 32 cm，マトリックス数 N を 32 とした場合に，$x = -4$ cm，2 cm，7 cm での信号のサンプリングステップ $l = -16 \sim +15$ までの 32 回のサンプリングによる各点の信号出力 $\cos\{2l\pi(x/L_x)\}$，および $\sin\{2l\pi(x/L_x)\}$ を示している（4.3.1 節の脚注を参照）。信号の大きさの影響も確かめるため，各点の信号の大きさを $x = -4$ cm は 0.7，$x = 2$ cm は 0.5，$x = 7$ cm は 1.0 としている。

この図が示すように，x 座標によって信号の周波数が異なり，中心から離れるほど周波数が大きくなる。また，全サンプリングステップ当り，つまり FOV 当りの正弦波の数が 4，2，7 個であることがわかる。受信信号はすべての点からの信号が重なったものとなる。そこで，$x = -4$ cm，2 cm，7 cm の信号を加算してみると図（d）になる。このように，受信信号はどのような周波数成分の信号なのかはまったくわからない。

加算された受信信号の cos 成分を実数部，sin 成分を虚数部として複素フーリエ変換した結果が図（e）である。この結果を見ると，$x = -4$ cm，2 cm，7 cm に対応する位置にその信号源の大きさに比例した大きさを持つスペクトルピークが現れている。

このように，周波数エンコードによって x 座標に対応した信号周波数が与えられるため，前述のように受信信号を処理することによって x 座標に対応する位置にその信号源の大きさを表すことができる。これが周波数エンコードの原理である。

磁気共鳴周波数を持つ信号から，どのようにして周波数変化分のみを求めるかはつぎの直交位相検波で説明する。

4.3.4 信号収集時間と読出し傾斜磁場強度 G_r

信号収集時間 T_s は傾斜磁場強度 G_r に反比例する（式 4.8）。$B_0 = 1.5$ T，$L_x = 30$ cm，$N = 128$ の場合の傾斜磁場強度と信号収集時間との関係を**図 4.13** に示す。信号収集時間を短くするには，強力な傾斜磁場が必要になる。後述の超高速スキャン法であるエコープラナ法ではきわめて短時間でのサンプリングを行うので，強力（高強度と高スリューレート（66 ページ参照））な傾斜磁場が必要になる。

32   4. MR 画像の生成

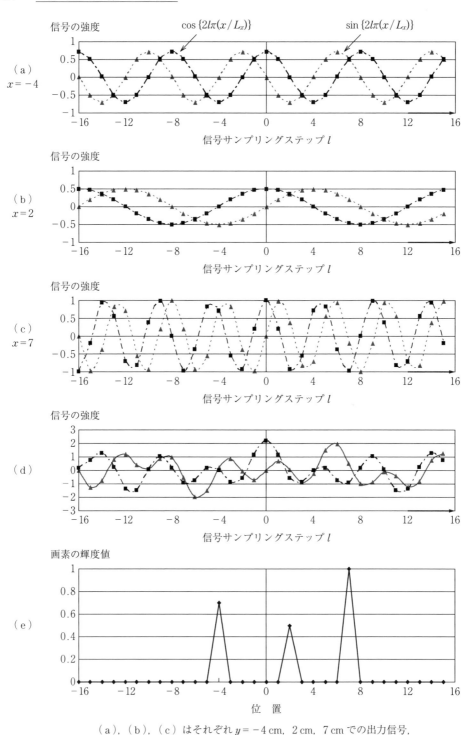

(a), (b), (c) はそれぞれ $y=-4\,\text{cm}$, $2\,\text{cm}$, $7\,\text{cm}$ での出力信号. (d) は (a)+(b)+(c), (e) は (d) の複素フーリエ変換の絶対値.

図 4.12 周波数エンコードによる信号変化とそのフーリエ変換 (シミュレーション: FOV=32 cm, マトリックス数=32)

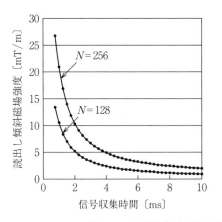 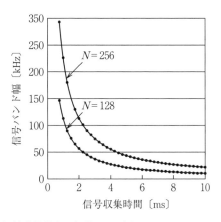

図 4.13 信号収集時間と読出し傾斜磁場強度・信号バンド幅

4.4 位相エンコード

4.4.1 位相エンコードの原理

周波数エンコードでは，x座標と信号の対応付けはなされるが，y方向では同じ磁気共鳴周波数なのでy座標との対応付けはできない。y座標との対応付けは**位相エンコード**という方法によって行う。

位相エンコードの原理を示したのが**図 4.14**である。$y=0$では，ゼロでy方向に傾きを有する傾斜磁場をある時間印加するとy座標の位置に対応した位相変化$\Delta\varphi$が生じる（図4.14のスピンの状態を示す円内の矢印）。y方向の傾斜磁場強度を段階的に変化させていくと，位相変化$\Delta\varphi$も段階的に変化していく。各座標の位相変化による信号$\sin\{\Delta\varphi(m)\}$は図の右側のようになり，y座標に対応した**位相回転周波数**を有する信号になる。したがって，全ステップの信号を収集して位相回転周波数を分析すれば，その周波数からy座標がわかること

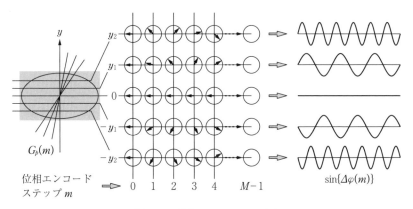

図 4.14 位相エンコードの原理

になる。これが位相エンコード（phase encode）の原理であり，このエンコードの役割を担う傾斜磁場を**位相エンコード用傾斜磁場** G_p という。

実際の位相エンコードでは，**図 4.15** に示すように，読出し傾斜磁場パルスを印加して信号を収集する前に，y 方向の位相エンコード用傾斜磁場パルス G_p を印加することによって行う。

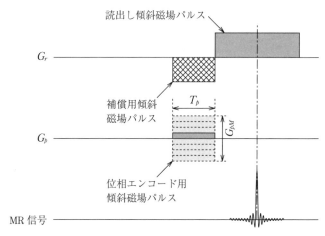

図 4.15 位相エンコード用傾斜磁場印加のタイミング（読出し傾斜磁場パルス印加前に位相エンコードを行う）

傾斜磁場 G_p が印加されると，y 座標にあるスピンの磁気共鳴角周波数 ω_p は $\omega_0 + \gamma G_p y$ となり，G_p の印加時間が T_p なので，ω_0 からの差である位相の回転量は $\gamma G_p y T_p$ となる。

このようになった後に x 方向の読出し傾斜磁場が印加されると，座標 (x, y) の信号はつぎのようになる。

$$s(x, y, t) = A(x, y) \sin[\gamma(B_0 t + G_p y T_p)] = A(x, y) \sin[\omega_0 t + \gamma G_p y T_p] \tag{4.11}$$

受信コイルは x, y 面のすべての領域からの信号を受信するので，受信コイルの感度分布を一様と仮定すると，受信信号はつぎのように励起されたすべての信号源からの信号の積分となる。

$$S(t) = \iint S(x, y, t) dx dy = \iint A(x, y) \sin[\omega_0 t + \gamma G_p y T_p] dx dy \tag{4.12}$$

位相エンコードでは，位相エンコードパルスの強度を段階的に変えながら必要なマトリックス数に応じた回数だけ受信を繰り返す。そうすることによって，位相の回転量と y 座標の対応付けができることになる。所望の画素数が M（偶数）あれば M ステップが必要で，通常位相エンコード傾斜磁場 0 を中心に $-M/2$ から $M/2-1$ ステップまで M 回の位相エンコードを行う。

4.4.2 位相エンコード用傾斜磁場 G_p と信号収集

位相エンコードでは，段階的に傾斜磁場強度を変化させていく．図4.14においてステップごとのFOV両端での最大位相回転を α とすると，この位相変化量が区別できるには 2π となる必要がある．したがって，位相エンコード方向のマトリックス数を M とすると，FOV両端の位相変化を 0, $\pm\pi$, $\pm 2\pi$, $\pm 3\pi$ と変化させ，Mステップで最終的に $\pm M\pi$ にして信号を収集する必要がある（**図4.16** では，M ステップを $-M/2$ から $M/2-1$ としていることに注意）．この図からFOV当りの正弦波の数（波数）が各ステップごとに順次 0, 1, 2, … と増えることがわかる．

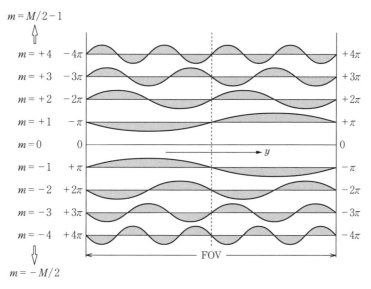

図4.16 位相エンコードによる位相回転

したがって，位相エンコード用傾斜磁場のパルス幅 T_p，FOVの y 方向を L_y とすると，1ステップの傾斜磁場強度の変化分 δG_p は $\alpha = \gamma \delta G_p L_y T_p$ よりつぎのようになる．

$$\gamma \delta G_p L_y T_p = 2\pi \tag{4.13}$$

位相エンコードを m ステップ（$m = -M/2, -M/2+1, \cdots, 0, \cdots, M/2-1$）で順次行うと，各ステップでの受信信号は式(4.12)，(4.13)より

$$S(t) = \iint A(x, y) \sin[\omega_0 t + 2m\pi(y/L_y)] dx dy \tag{4.14}$$

と表せる．また，最大傾斜磁場 G_{pM} は1ステップの傾斜磁場強度の変化分 δG_p の M 倍であることから，式(4.13)よりつぎのように表せる．

$$G_{pM} = M\delta G_p \frac{1}{(\gamma/2\pi)(L_y/M)T_p} = \frac{1}{(\gamma/2\pi)T_p \Delta y} \tag{4.15}$$

この式は，読出し傾斜磁場における式(4.8)と等価であることがわかる．

ここで，両式をピクセルサイズ Δx, Δy, すなわち空間分解能を表す式に書き直すと，おのおの以下となる。

$$\Delta x = \frac{1}{(\gamma/2\pi)G_r T_s}, \quad \Delta y = \frac{1}{(\gamma/2\pi)G_{pM} T_p} \tag{4.16}$$

すなわち，周波数エンコード方向の空間分解能 Δx は読出し傾斜磁場強度と信号収集時間との積である $G_r T_s$ に逆比例，位相エンコード方向の空間分解能 Δy は位相エンコード用傾斜磁場の最大傾斜磁場強度とパルス幅の積である $G_{pM} T_p$ に逆比例する。したがって，空間分解能を向上させるには，それぞれの傾斜磁場パルスの強度と時間（信号収集時間，および位相エンコード時間（パルス幅））を大きくすればよいことがわかる。

4.4.3 位相エンコードのシミュレーション

位相エンコードはMRI撮像原理の中でも特にわかりにくいものの一つなので，もう少し詳しく見ていこう。

図 4.17（a），（b），（c）は，それぞれ FOV（L_y）を 32 cm，マトリックス数 N を 32 とした場合に $y = -5$ cm，2 cm，8 cm での位相エンコードステップ $m = -16 \sim +15$ までの 32 回の位相エンコードによる各点の位相変化 $\Delta\varphi = 2m\pi(y/L_y)$ による信号出力 $\cos\{2m\pi(y/L_y)\}$ および $\sin\{2m\pi(y/L_y)\}$ を示している。信号の大きさの影響も確かめるため，各点の信号の大きさを $y = -5$ cm は 0.8，$y = 2$ cm は 1.0，$y = 8$ cm は 0.4 としている。

この図が示すように，y 座標によって位相回転周波数が異なり，中心から離れるほどその周波数が大きくなり，全位相エンコードステップ当り，つまり FOV 当りの正弦波の数が 5，2，8 であることがわかる。受信信号はすべての点からの信号が重なったものであることから，$y = -5$ cm，2 cm，8 cm の信号を加算してみると図（d）になる。加算された信号の cos 成分を実数部，sin 成分を虚数部として複素フーリエ変換した結果が図（e）である。この結果を見ると，$y = -5$ cm，2 cm，8 cm に対応する位置にその信号源の大きさに比例した大きさを持つスペクトルピークが現れている。

このように，位相エンコードによって y 座標に対応した位相回転周波数が与えられるため，受信信号を処理することによって y 座標に対応する位置にその信号源の大きさを表すことができる。これが位相エンコードの原理である。

なお，磁気共鳴周波数を持つ信号からどのようにして位相変化分のみを求めるかは，次節の直交位相検波で説明する。

4.4 位相エンコード　37

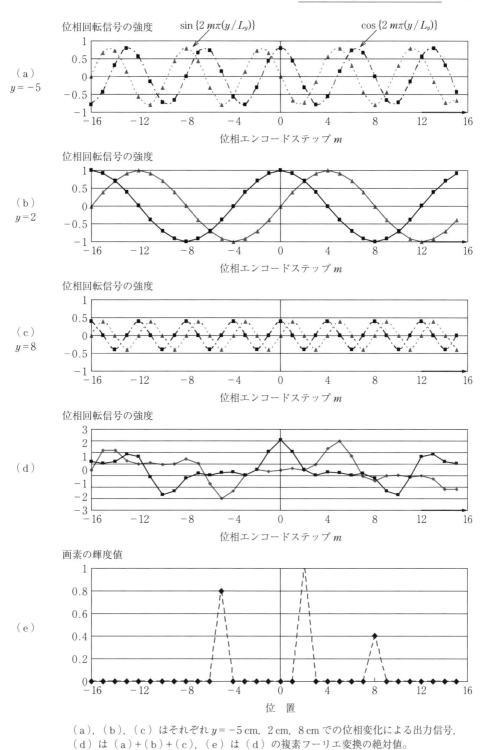

(a), (b), (c) はそれぞれ $y=-5\,\text{cm}$, $2\,\text{cm}$, $8\,\text{cm}$ での位相変化による出力信号,
(d) は (a)+(b)+(c), (e) は (d) の複素フーリエ変換の絶対値。

図 4.17 位相エンコードによる位相回転とそのフーリエ変換（シミュレーション：FOV = 32 cm, マトリックス数 = 32）

4.5 直交位相検波と出力信号のサンプリング

4.5.1 直交位相検波

受信コイルで受信した信号は傾斜磁場中心の磁気共鳴角周波数 ω_0 を中心に，信号のサンプリングピッチで決まる信号バンド幅 BW を持つ。図 4.18 のように，この受信信号と基準信号 $\sin\omega_0 t$, $\cos\omega_0 t$ との掛け算処理を行うと，基準信号と受信信号の和と差の周波数の信号が得られる。ローパスフィルタで和の成分を除去すると差の成分のみを取り出せる。この信号処理を**直交位相検波**という。

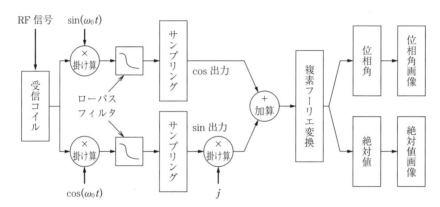

図 4.18 直交位相検波とその後の信号処理

周波数エンコードの式 (4.10) と位相エンコードの式 (4.14) から，初めに位相エンコードされて，ついで周波数エンコードを受けて受信される信号はつぎのようになることがわかる（簡単のため比例係数を 1 にしている）。

$$S(l,m) = \iint A(x,y)\sin[\omega_0 t + 2l\pi(x/L_x) + 2m\pi(y/L_y)]dxdy \tag{4.17}$$

ここで，$2l\pi(x/L_x) + 2m\pi(y/L_y)$ は傾斜磁場中心にあるスピンからの信号である $A(x,y)\sin\omega_0 t$ に対する位相成分となることに留意されたい。

$S(l,m)$ と基準信号 $\cos\omega_0 t$ との位相検波出力 $S_c(l,m)$ は

$$S_c(l,m) = \iint A(x,y)\sin[(2l\pi/L_x)x + (2m\pi/L_y)y]dxdy \tag{4.18}$$

と基準信号 $\sin\omega_0 t$ との位相検波出力 $S_s(l,m)$ は次式になる。

$$S_s(l,m) = \iint A(x,y)\cos[(2l\pi/L_x)x + (2m\pi/L_y)y]dxdy \tag{4.19}$$

4.5.2 直交位相検波出力信号のサンプリング

直交位相検波出力は，図4.18で示されるように，cos成分，sin成分の信号としておのおの出力される。その信号は式(4.18)，(4.19)において，位相エンコードステップ m（$-M/2$ ～ $M/2-1$ の一つの値）で N 回のサンプリングステップに相当する $l=-N/2$ から $N/2-1$ を入れて求められる。

図4.19に信号のサンプリング出力のシミュレーション結果を示す。図（a）は位相エンコード量がゼロ（以下，位相エンコードゼロと記す）（$m=0$）でのサンプリング出力の例，図（b）は位相エンコードゼロから3ステップ目（$m=3$）のサンプリング出力である。位相エンコードゼロで信号は最大で，位相エンコード量のステップが増えていくに従って各点からの信号位相のずれが大きくなるので，その総和であるMR信号の信号出力は小さくなる。

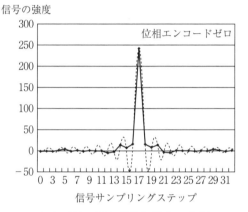
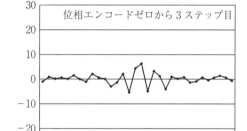

（a）サンプリング出力例（cos成分）　　（b）左と同様：ただし位相エンコードゼロから3ステップ目

（32×32 のマトリックスでのシミュレーション：$f_0=64$ MHz，FOV＝30 cm，サンプリングピッチ＝50 μs，信号収集時間＝1.6 ms，読出し傾斜磁場＝1.562 mT/m，位相エンコードパルス幅＝1.0 ms，位相エンコード用傾斜磁場ステップ＝7.812×10^{-5} T/m）

図4.19 サンプリング出力例

なお，図（a）にサンプリング前のMR信号を破線にて示しているが，この信号の波形はsinc関数となっていることに注意されたい。

4.6 画像の生成

4.6.1 サンプリング出力の k 空間配置

信号のcos成分とsin成分は位相が90°異なっている。これは，信号を横軸が実数で縦軸が虚数の複素平面上で回転しているものと理解できるので，cos成分を実数，sin成分を虚

数として位相検波出力をつぎのように表す。

$$\begin{aligned}
S(l,m) &= S_c(l,m) - jS_s(l,m) \\
&= \iint A(x,y)[\cos\{(2l\pi/L_x)x + (2m\pi/L_y)y\} \\
&\quad - j\sin\{(2l\pi/L_x)x + (2m\pi/L_y)y\}]dxdy \\
&= \iint A(x,y)\cdot\exp[-j2\pi\{(l/L_x)x + (m/L_y)y\}]dxdy \\
&= \iint A(x,y)\cdot\exp[-j2\pi\{(k_x x + k_y y)\}]dxdy
\end{aligned} \tag{4.20}$$

ここに

$$k_x = \frac{l}{L_x}, \quad k_y = \frac{m}{L_y} \quad [/\mathrm{m}]$$

これは周波数エンコードステップ l（時間ステップ），位相エンコードステップ m（位相エンコード傾斜磁場パルスステップ）に対して2次元のデータ配列を表している。式 (4.20) で求まるデータは**波数** k_x, k_y 空間上の2次元配置になっているので，このデータ空間を **k 空間**（k space）という。データの実数部は cos 成分，虚数部は sin 成分なので，k 空間では図 4.20 に示すように原点に対して点対称で，実数部が等しく虚数部は符号が反転する。このような性質を**複素共役対称**と呼ぶ。

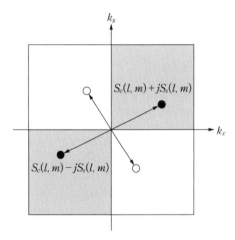

図 4.20　k 空間上の収集データの複素共役対称

　データにこのような対称性があるため，原理的には，この空間上の対称関係にない2現象のデータを収集すれば画像の再構成が可能である。一般に，撮像時間短縮のための**ハーフフーリエ法**では位相エンコードを半分にする。ただし，位相エンコードゼロ付近は最も信号出力が大きいので，S/N の観点から中央部分はややオーバーラップして信号を収集している。

4.6.2 2次元フーリエ変換による画像の生成

式 (4.20) は信号源分布 $A(x, y)$ のフーリエ変換の式になっている。したがって，**図4.21** に示すように，得られた k 空間上の複素数データを 2 次元の**フーリエ逆変換**すれば信号源の分布 $A(x, y)$ が求まることになる。フーリエ逆変換した 2 次元の複素数値の絶対値をとることで**絶対値画像**が求まり，MRI の実画像となる。実数部と虚数部の比から位相角が求まり，**位相画像**を作成することができる。

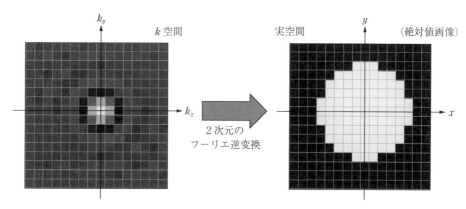

図 4.21 収集データと 2 次元画像

サンプリング出力の性質　　図 4.11 に示したように，通常，データサンプリングは，補償用傾斜磁場パルスによる位相の分散が読出し傾斜磁場パルスによって次第に補償されて信号が最大になる点が中央になるようにサンプリングする。また，位相エンコードも中央で位相エンコードがゼロになるように順次印加するので，**図 4.22** に示すように，x 軸に時間サンプリングステップ（図では S 軸），y 軸に位相エンコードステップをとって，z 軸に信号出力を表してマッピングを行うと，位相検波出力は中央で信号が最大で中央から外れるに従って急激に減少する分布を示す。

42　4. MR画像の生成

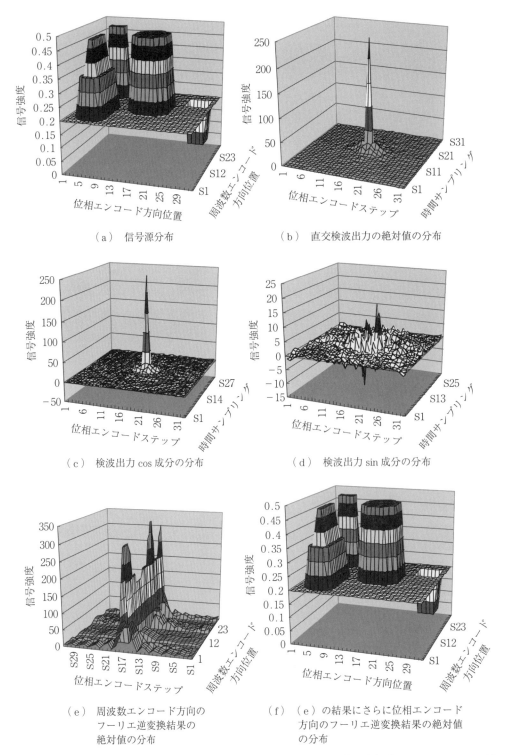

図 4.22　サンプリング出力の k 空間分布とそのフーリエ逆変換結果の2次元分布（シミュレーションの例）

演 習 問 題

静磁場の大きさが 1.5 T の場合,つぎの問に答えよ。

(**4.1**) $G_x = 22\,\text{mT/m}$ が印加されているとき,以下の位置における傾斜磁場の大きさを求めよ。なお,位置 (x, y, z) の単位は cm とする。

　　位置 A　(20, 0, 0)
　　位置 B　(0, 10, 0)
　　位置 C　(0, 0, 25)
　　位置 D　(15, 22, 0)

(**4.2**) バンド幅が 2 kHz の RF パルスを用いてスライス厚を 1 mm とする場合の傾斜磁場強度を求めよ。

(**4.3**) $G_x = 20\,\text{mT/m}$ が印加されているとき,以下の位置における傾斜磁場成分による磁気共鳴周波数を求めよ。なお,位置 (x, y, z) の単位は cm とする。

　　位置 A　(25, 0, 0)
　　位置 B　(0, 10, 0)
　　位置 C　(−10, 0, 30)

5. 基本パルスシーケンス

　信号の励起や収集には複数の方法があり，それらを目的に応じて組み合わせて使用する。信号の励起から収集までの流れを**パルスシーケンス**という。パルスシーケンスを議論するうえで 180°反転パルスおよび反転傾斜磁場の効果を理解しておくことが必要である。

5.1　180°反転パルスとスピンエコー

　180°反転パルスの効果を示したのが**図 5.1**である。外部磁場の不均一性が無視できない大きさとなる画素領域に複数のスピンがあり，それらのスピンが回転座標系の y' 軸に 90°倒された場合を考える。局所的静磁場の乱れによる共鳴周波数の差によって位相が次第に遅れていくスピン，逆に次第に位相が進んでいくスピンが存在することになる。そのため，スピンの総和である横磁化成分は次第に小さくなって信号が小さくなる。この現象が図 3.5 の自由

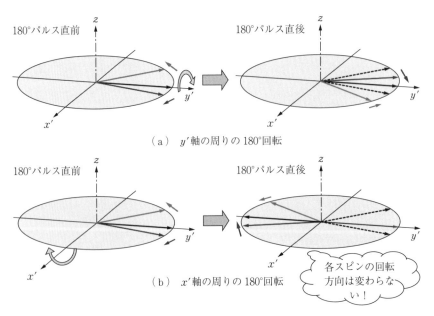

図 5.1　180°反転パルスによる磁化の反転と再集束

誘導減衰（FID）であり，この信号減衰の緩和時間が式 (3.13) の T_2^* であることを再度明記しておく。

さて，90°励起でスピンが回転座標 y' 軸に倒れたとする。図 (a) のように 90°励起後時間 τ で 180°反転パルスを 90°励起パルスと直交する方向に印加したとする。スピンは y' 軸の周りに 180°回転し，再度，時間とともに局所的磁場の乱れによる位相変化が進んでいく。しかし，この位相変化は 180°反転したために次第にスピンが揃う方向に進んでいき，180°反転パルスから時間 τ では磁場不均一性による位相の分散が回復して大きな信号となる。こうして発生する信号を**スピンエコー**という。

180°反転パルスを 90°励起パルスの場合と同じ方向に印加すると，図 (b) のように，スピンは x' 軸の周りに 180°反転し 180°パルスから時間 τ で 90°パルスで倒れた方向の反対側ですべてのスピンが揃うことになる。

以上のように，**180°反転パルスは磁場の不均一性による位相の分散による信号低下を補償**し，**個々のスピンにおける T_2 による減衰のレベルまで改善する**役割を果たす。

5.2　反転傾斜磁場パルスとグラディエントエコー

信号を読み取る際は，読出し傾斜磁場パルスを印加した状態で読み取らなければならないが，最初から読出し傾斜磁場パルスを印加すると，**図 5.2（a）**に示すように，画素領域の複数スピンにおいて傾斜磁場による位相の分散が急速に進み信号も急速に減衰していく。

これに対して，読出し傾斜磁場パルスとは極性が反対の傾斜磁場（**補償用傾斜磁場**）パルスを事前に印加しておくと，読出し傾斜磁場パルスの印加によって次第にスピンの位相が揃

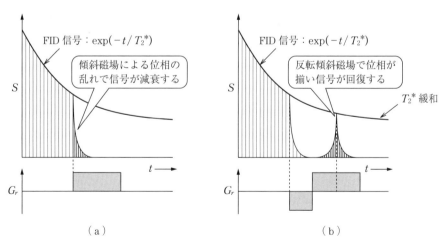

図 5.2　傾斜磁場の反転と信号出力

い，読出し傾斜磁場パルスの強さと補償用傾斜磁場パルスの強さが同じであれば，ちょうど補償用傾斜磁場パルスの幅に等しい時間で信号が最大になる。このように，**反転傾斜磁場**パルスによって発生する信号を**グラディエントエコー**という。こうすると，信号最大値の前後で信号収集が可能になるため S/N 的に有利な信号収集が可能となる。

ただし，スピンエコーのように磁場不均一の影響を取り除くことができないことから，エコー信号のピーク値は T_2^* 緩和によりスピンエコー（T_2 効果）より減衰が大きいことに留意しなければならない。

5.3 スピンエコー法

スピンエコー（**SE：spin echo**）**法**のパルスシーケンスは図 5.3 のようになっている。この図では，スライス面は任意に決められるので，スライス面に垂直な方向を s（slice），これと直交する方向を r（readout），p（phase）で表し，r は読出し傾斜磁場の方向，p は位相エンコード用傾斜磁場の方向とする。

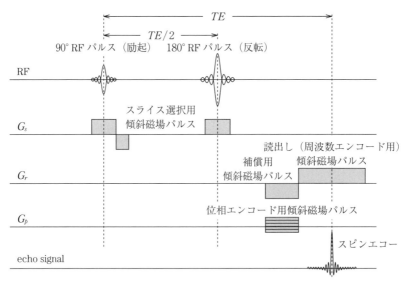

図 5.3　スピンエコー法のパルスシーケンス

スライス選択に対応する傾斜磁場パルス G_s を印加しつつ，90°励起パルスを印加してスライス面内のスピンを 90°倒す。90°励起からスピンエコーを受信するまでの時間を**エコー時間** TE といい，TE の半分となる $TE/2$ のタイミングでスライス選択に対応する傾斜磁場 G_s を印加しつつ 180°反転パルスを印加する。つぎに，位相エンコード用傾斜磁場パルス G_p を印加する。この G_p 印加時間に合わせて読出し傾斜磁場パルス G_r の中央（TE）で信号が

最大になるようにするための補償用傾斜磁場パルスを印加する。最後に読出し傾斜磁場パルス G_r を印加してエコー信号を収集する。

なお，90°励起パルスと同時に印加されるスライス用傾斜磁場パルスの直後に極性を反転させ時間が半分の傾斜磁場パルスを印加するのも，励起の間に起こる傾斜磁場による位相の分散を補償するためである。

以上のようなパルスシーケンスによって読出し傾斜磁場の中央で信号が最大になるスピンエコー信号を発生させて，信号収集を行う。

5.4 マルチエコー法

マルチエコー（multi-echo）法は，180°反転パルスを繰り返すことで1回の励起で複数のスピンエコー信号を収集する。このため，1断面に必要な信号収集が短時間で行えることになる。ただし，何度も180°反転パルスの印加を繰り返すと，スピンエコー信号ピーク値は T_2 緩和によって次第に小さくなっていくことに注意されたい。

マルチエコー法では，**図5.4**に示すように，第1エコーと第2エコー，…は異なる k 空間の情報として扱われ，それぞれの TE に対応（TE_1, TE_2, …）した組織間コントラストの異なる複数の画像が得られる。

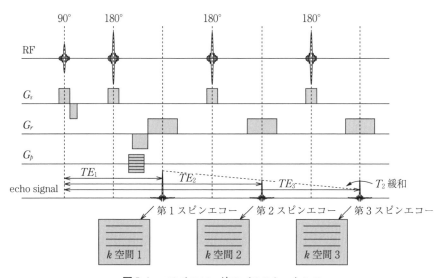

図5.4 マルチエコー法のパルスシーケンス

5.5 インバージョンリカバリ法

インバージョンリカバリ(**IR**:inversion recovery)**法**では,図 5.5 に示すように,最初にスピンを 180° 反転させ[†],**インバージョン時間** TI 後に通常のスピンエコー法のパルスシーケンス(以下,スピンエコーシーケンスと記す)を走らせる。

180° スピンを反転した後の T_1 の異なる組織の T_1 緩和を示したのが**図 5.6** である。図中

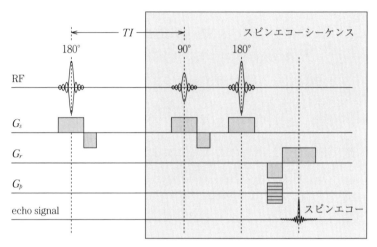

図 5.5 インバージョンリカバリ法のパルスシーケンス

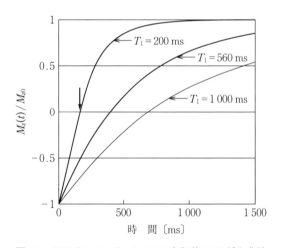

図 5.6 180° インバージョンパルス印加後の T_1 緩和曲線の計算例

[†] この 180° 反転パルスなどのように,エコー信号収集を行う事前準備としてスピンを操作するという意味を持つ励起パルスをプリパレーションパルスと呼ぶ。

の太い矢印で示したタイミングで90°励起パルスを印加して通常のスピンエコーシーケンスにすると，90°励起のタイミングで縦磁化がゼロの組織は横磁化成分もゼロになるので信号にはならない。この方法は，おもに脂肪組織や脳脊髄液からの信号を抑制するために用いられている。

5.5.1 STIR 法

脂肪組織からの信号を抑制するためには，180°パルス印加後脂肪の縦磁化がゼロになる時間（$0.693T_1$）†でスピンエコーシーケンスを開始する。脂肪の T_1 は短くスピンエコーシーケンスに入るまでの時間が短いために **STIR**（**short time inversion recovery**）**法**と呼ばれる。

5.5.2 FLAIR 法

脳脊髄液の T_1 は長い。原理は STIR 法と同じであるが，脳脊髄液の信号を抑制するインバージョンリカバリは **FLAIR**（**fluid attenuated inversion recovery**）**法**と呼ばれている。

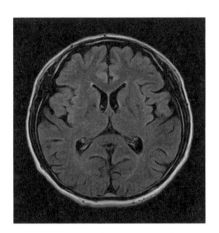

図 5.7 FLAIR 法による頭部画像例
（$TR/TE = 10\,000/120$，$TI = 2\,700$）

5.5.3 SPIR 法

STIR 法と非常によく似ているが，最初の180°パルスを脂肪の磁気共鳴周波数に合わせた狭帯域の RF パルスで脂肪のみを180°反転させる方法である。STIR 法では，脂肪に近い T_1 を持つ組織の信号も低下するが，**SPIR**（**spectral pre-saturation with inversion recovery**）**法**では脂肪信号だけが抑制される。**図 5.8** に示すように，後述の T_1 強調で高信号の体表付近および臓器周辺の脂肪信号が SPIR 法では抑制されているのがわかる。

---

† 180°パルス印加後縦磁化がゼロになるまでの時間は式 (3.4) より $TI = T_1 \ln 2 = 0.693 T_1$ になる。

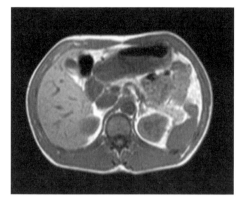
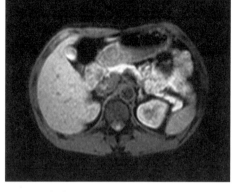

（a）T_1 強調画像　　　　　　　　（b）SPIR による T_1 強調画像

図 5.8　SPIR による脂肪信号抑制の効果

5.6　グラディエントエコー法

グラディエントエコー（**GRE**：**gradient echo**）法[†]では，図 5.9 に示すように，縦磁化が所望の角度になるように RF パルスを印加する。信号の発生は読出し傾斜磁場の反転のみで行う。このため，励起から信号読出しまでの時間が短く，またフリップ角を小さくすると繰返し時間 TR も短くできるので，スピンエコー法に比べて短時間での信号取得ができるという点が大きな特徴である。

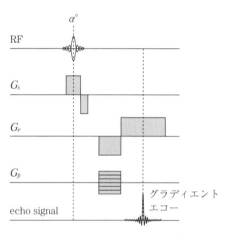

図 5.9　グラディエントエコー法のパルスシーケンス

グラディエントエコー法では，図 3.9 で見たように，励起回数によって縦磁化成分が変化する。したがって，信号に寄与する横磁化成分も励起回数によって変化する。飽和した状態での横磁化成分のフリップ角依存性を式 (3.9) を用いて計算した例を示したのが図 5.10 である。このように，グラディエントエコー法では信号が最大になるフリップ角があり，これを**エルンスト角**という。

エルンスト角 α_E は飽和縦磁化の式 (3.9) の極大条件よりつぎのように表される。

$$\cos \alpha_E = e^{-TR/T_1} \tag{5.1}$$

[†] フィールドエコー（FE：field echo）法ともいう。

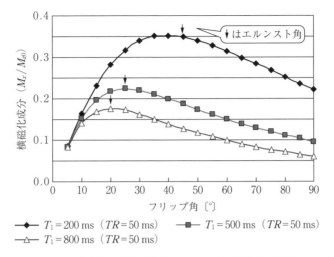

図 5.10 飽和時の横磁化成分のフリップ角依存性の計算例

演 習 問 題

(5.1) つぎのインバージョンリカバリ法（IR法）の説明で誤っているのはどれか。一つ選択せよ。
1. IR法ではインバージョン時間後にスピンエコーシーケンスを走らせる。
2. IR法で180°パルス印加後に横磁化がゼロになる時間でスピンエコーシーケンスを走らせる方法を脂肪抑止に利用する。
3. 脳脊髄液の信号を抑制するIR法をFLAIR法と呼ぶ。
4. 脂肪の信号を抑制するIR法をSTIR法と呼ぶ。

(5.2) 以下の　　　内を埋めよ。
1. スピンエコーは　A　によってスピンの状態が反転し、局所的な静磁場不均一性による位相の分散が　B　することによって発生する。
2. スピンエコー法では　C　に対応する傾斜磁場パルス G_s を印加しつつ　D　を印加してスライス面内の　E　を90°倒す。90°励起から信号を受信するまでの時間 TE を　F　と呼び、$TE/2$ のタイミングでスライス選択に対応する傾斜磁場 G_s を印加しつつ　G　を印加する。つぎに　H　傾斜磁場パルス G_p を印加する。TE を中心に必要なデータ収集時間をカバーする信号読出し用の　I　傾斜磁場パルス G_r を印加する。
3. グラディエントエコーでは　J　によってスピンの位置における傾斜磁場による磁場の正負反転による　K　を利用している。
4. グラディエントエコー法では、信号の発生は読出し傾斜磁場の反転のみで行う。このため　L　までの時間が短く、また　M　を小さくすると　N　TR も短くできるので、スピンエコー法に比べて　O　ができるという点が大きな特徴である。

6. MR 画像のコントラストと S/N

6.1 画像コントラストを決めるパラメータ

　画像診断をするうえで最も重要な画像性能の一つが組織間（例えば，正常組織と病変組織）のコントラストである。以下，この組織間コントラストを**画像コントラスト**と呼ぶ。
　画像コントラストを決める組織自体のパラメータは
　　① 縦緩和時間 T_1
　　② 横緩和時間 T_2
　　③ プロトン密度 ρ
の三つが基本的なパラメータであるが，撮像法によって横緩和時間に局所的磁場の不均一性の影響が加わった
　　④ 見かけの横緩和時間 T_2^*
ももう一つのパラメータとなる。これらのパラメータの差異がどのように画像コントラストとして表現されるかは撮像法によって変わる。その撮像法の基本的なパラメータは以下のとおりである。
　　① 繰返し時間 TR
　　② エコー時間 TE
　　③ フリップ角 α
　　④ プリパレーションパルスとそのパラメータ（IR 法とインバージョン時間 TI）

6.2 スピンエコー法での画像コントラスト

6.2.1 TR の効果

　位相エンコードステップに対応して励起を繰り返すが，励起の繰返し間隔 TR の画像コントラストへの影響を考えるには T_1 緩和曲線を考えればよい。**図 6.1** は，T_1 の異なる二つの組織の 90°励起後の T_1 緩和曲線である。

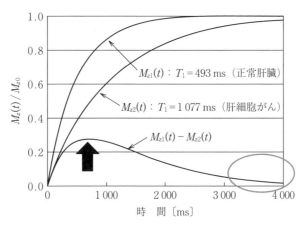

図 6.1 90°励起後の T_1 緩和曲線の計算例

図には二つの組織の縦磁化成分の差も示してある。この図から励起後次第に縦磁化の差が大きくなり最大値を示すが，その後，差は次第に小さくなり，TR が十分長くなると差がなくなることがわかる。したがって，画像コントラストへの T_1 の影響を強調するには TR を短くし，T_1 の影響を少なくするには TR を十分長くすればよいことがわかる。

6.2.2　TE の 効 果

90°励起から信号収集までの時間が TE であるが，この間に T_2 緩和によって横磁化成分が次第に減少していく。T_2 の異なる二つの組織の T_2 緩和の様子を示したのが**図 6.2** である。

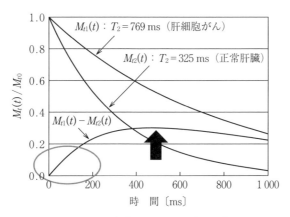

図 6.2　90°励起後の T_2 緩和曲線の計算例

二つの組織の横磁化成分の差について見ると，時間がたつに従って次第に大きくなっていくことがわかる。したがって，画像コントラストに T_2 の影響を大きくするには TE をある程度長くし，T_2 の影響を少なくするには TE を十分短くすればよいことがわかる。

以上から，画像コントラストに T_1 の影響を大きくするためには TR を短くするとともに

T_2 の影響があまり出ないように TE を短くすればよいことになり，また T_2 の影響を大きくするには TE を長くするとともに T_1 の影響があまり出ないように TR を十分長くすればよい。一方，TR を十分長くして T_1 の影響を少なくし，さらに TE を十分短くして T_2 の影響を少なくすると画像コントラストはおもにプロトン密度によって決まることになる。

6.2.3 T_1 強調，T_2 強調，プロトン密度強調画像と TR，TE

画像コントラストと T_1，T_2 緩和および TR，TE との関係を図示したのが**図 6.3** である。この図は図中に示した異なる T_1，T_2 の組織について $TR=200\,\mathrm{ms}$ とした場合（図（a））と $TR=3\,000\,\mathrm{ms}$ とした場合（図（b））の 90°励起に対する緩和曲線を示したものである。図（a）のように，TR を縦緩和時間に対して短くし，図中の↓のように短い TE で信号収集すると縦緩和時間 T_1 の違いが画像コントラストを支配する（T_1 **強調**：**T1W**）。一方，図（b）

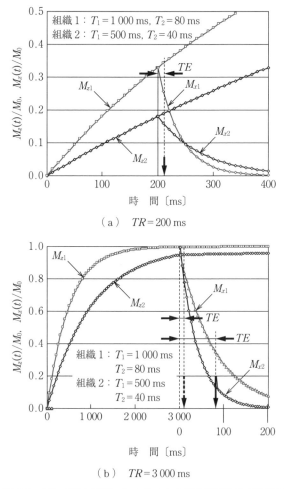

（a） $TR=200\,\mathrm{ms}$

（b） $TR=3\,000\,\mathrm{ms}$

図 6.3 TR，TE と画像コントラストを示す緩和曲線の計算例

のように，TR を十分長くし，↓のように TE も横緩和時間に対して長く取ると画像コントラストの支配要因は横緩和時間 T_2 になる（T_2 強調：**T2W**）。また，図中の破線の ↓ のように TE を短くすると画像コントラストには T_1，T_2 の影響が少なくなり，プロトン密度 ρ の差が支配要因になる（**プロトン密度強調**：**PDW**）。

以上から，スピンエコー法における TR，TE と画像コントラストでどのパラメータが強調されるかを表にすると**表6.1**のようになる。

表6.1　TR，TE と強調画像の関係

TE \ TR	短い	長い
短い	T_1 強調	プロトン密度強調
長い	（使われない）	T_2 強調

T_1 緩和を利用して特殊な画像コントラストを得る方法として，インバージョンリカバリ法がある。これについては，すでにインバージョンリカバリのパルスシーケンスで説明した。

6.2.4　T_1 強調，T_2 強調，プロトン密度強調画像の画像例

図6.4に頭部における T_1 強調画像，T_2 強調画像の例を示す。図（a）の T_1 強調では水（脳脊髄液）が黒く（低信号に）描出されているのに対し，図（b）の T_2 強調では逆に白く（高信号に）描出されている。

また，**図6.5**に膝関節部におけるプロトン密度強調画像，T_2 強調画像の例を示す。水成分の多い軟骨部分の構造が図（a）のプロトン密度強調画像にて良好に描出されていることがわかる。

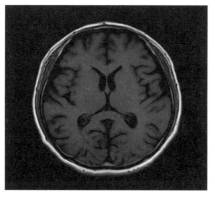
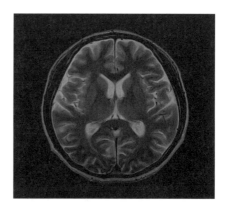

（a）　T_1 強調画像（$TR/TE = 592/12$）　　　（b）　T_2 強調画像（$TR/TE = 3\,450/72$）

図6.4　頭部における T_1 強調，T_2 強調画像の例

56   6. MR画像のコントラストと S/N

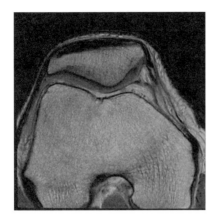 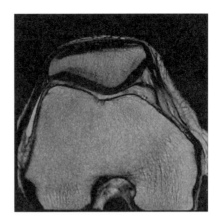

（a） プロトン密度強調画像　　　　　　　　（b） T_2 強調画像
　　　（$TR/TE=3\,000/13$）　　　　　　　　　　　　（$TR/TE=3\,000/91$）

図 6.5　膝関節部におけるプロトン密度強調，T_2 強調画像の例

6.3　グラディエントエコー法での画像コントラスト

　グラディエントエコー法では，フリップ角 α で励起を繰り返す。図 6.6 はフリップ角 20°および 5°のときの飽和縦磁化の繰返し時間 TR 依存性を種々の T_1 に対して計算した例である。図（a）のフリップ角が 20°の場合は TR が変わっても飽和縦磁化の相対的な T_1 依存性はあまり変わらないことがわかる。一方，図（b）のフリップ角 5°では，極端に T_1 の長い組織（脳脊髄液）を除いて飽和縦磁化の差はかなり小さくなっているのがわかる。

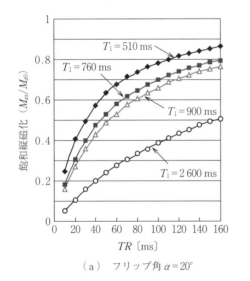 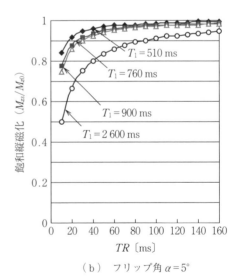

（a） フリップ角 $\alpha=20°$　　　　　　　　　　（b） フリップ角 $\alpha=5°$

図 6.6　飽和縦磁化の TR 依存性の計算例（パラメータは T_1）

以上から，グラディエントエコー法では

① フリップ角が大きい場合は T_1 の影響が強くなる（**T1W**）。
② フリップ角が小さい場合は T_1 の影響が弱くなり，TE が短ければプロトン密度の影響が強く出る（**PDW**）。

ということになる。TE が長ければこれに T_2^* の影響が加わる（**T2*W**）。

図 6.7 に膝関節部における T_2^* 強調画像の例を示す。

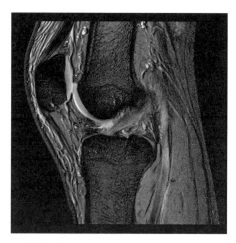

図 6.7 膝関節部における T_2^* 強調画像（$TR/TE = 550/9$）

6.4　画像 S/N, $C/N^\dagger$ と測定法

6.4.1　画像 S/N の定義

画像 S/N は画像上での**関心領域**（ROI：region of interest）の画素の輝度値（以下，画素値と記す）または信号強度 S と画像における雑音成分 N の比と定義される。雑音成分 N は，次項に示す方法で推定されたランダムノイズ成分の標準偏差 SD を指標として用いる。

S は一般に**ボクセル**（voxel：3次元画素）の体積および信号の全収集時間に比例し，N はボクセル体積に依存せず，信号の全収集時間の平方根に比例する。したがって，ボクセル体積を V_B，全信号収集時間を T_T とすると，画像 S/N は次式で表せることになる（S_{eq} は撮像手法の種類によって決まる係数）。

$$\text{画像 } S/N \propto S_{eq} \times \frac{V_B \times T_T}{\sqrt{T_T}} = S_{eq} \times V_B \times \sqrt{T_T} \tag{6.1}$$

---

† S/N, C/N はおのおの SNR（signal to noise ratio），CNR（contrast to noise ratio）と記載される場合もあることに留意されたい。

ここで，ボクセルの体積 V_B は以下のように計算できる。

$$V_B = \left(\frac{L_r}{N_r}\right) \times \left(\frac{L_p}{N_p}\right) \times ST \tag{6.2}$$

ここに，L_r, L_p, および N_r, N_p はそれぞれ読出し方向，位相エンコード方向のFOV，マトリックス数，ST はスライス厚である。

また，全信号収集時間 T_T は以下のように表せる。

$$T_T = \delta T_s \times N_r \times N_p \times NA = \frac{N_r \times N_p \times NA}{BW} \tag{6.3}$$

ここで，4.3.2項の式(4.7)より $\delta T_s = 1/BW$ (BW は信号バンド幅) を用いている。また，NA は加算平均（同一の位相エンコードで，複数回の信号を収集して加算平均を取ること）の回数である。

したがって，これらを式(6.1)に代入すると，画像 S/N は次式で表せる。

$$画像\ S/N = k \times \left(\frac{L_r \times L_p \times ST}{N_r \times N_p}\right) \times \sqrt{\frac{N_r \times N_p \times NA}{BW}} \tag{6.4}$$

3次元撮像[†]の場合は，L_{p1}, N_{p1} を第1の位相エンコード方向，L_{p2}, N_{p2} を第2の位相エンコード方向のそれぞれFOV，マトリックス数とおくと，式(6.2)，(6.3)において ST を L_{p2}/N_{p2}，$\sqrt{}$ 内の N_p を $N_{p1} \times N_{p2}$ に置き換えを行うことで以下のように表せる。

$$V_B = \left(\frac{L_r}{N_r}\right) \times \left(\frac{L_{p1}}{N_{p1}}\right) \times \left(\frac{L_{p2}}{N_{p2}}\right) \tag{6.5}$$

$$T_T = \delta T_s \times N_r \times N_{p1} \times N_{p2} \times NA = \frac{N_r \times N_{p1} \times N_{p2} \times NA}{BW} \tag{6.6}$$

したがって，これらを式(6.1)に入れて画像 S/N は次式となる。

$$画像\ S/N \propto k \times \left(\frac{L_r \times L_{p1} \times L_{p2}}{N_r \times N_{p1} \times N_{p2}}\right) \times \sqrt{\frac{N_r \times N_{p1} \times N_{p2} \times NA}{BW}} \tag{6.7}$$

上式より，実効的なスライス厚が2次元撮像と3次元撮像で同一とすれば，2次元撮像に対する3次元撮像の画像 S/N は $\sqrt{N_{p2}}$ 倍となることがわかる。

6.4.2 画像 S/N の測定方法

前述のように，標準偏差 SD をノイズの指標として用いるが，その推定法として以下の二つの方法（**図6.8**）が代表的なものである。

（**a**）**差分画像法** 同一条件で2回撮像を行い，それらの画像の差分画像を作成する。

[†] 被写体の全体（例：頭部）をスライス選択励起パルスを用いないで，励起（非選択励起）して2方向（例：z, x 方向）に同時に位相エンコードを行い，残りの1方向（例：y 方向）を周波数エンコードとして3次元的に撮像する方法を **3次元撮像** と呼ぶ。

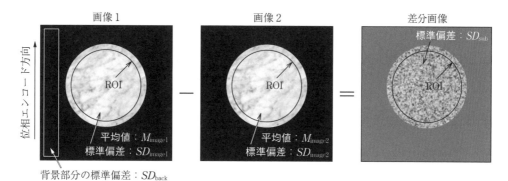

図 6.8 画像 S/N の測定方法

ついで，撮像画像上で ROI を設定して，その ROI 内にて S の平均値 M_{image1} を計測し，差分画像の同一 ROI にて標準偏差 SD_{sub} を求める。差分画像のノイズ SD は $\sqrt{2}$ 倍になるので，測定値を $\sqrt{2}$ で除してノイズ成分の推定値とし，次式のように画像 S/N を求める。

$$ 画像\ S/N = \frac{M_{image1}}{SD_{sub}/\sqrt{2}} \tag{6.8}$$

動きのないファントムを対象とした場合には，差分画像法が信頼できる最も実用的な方法である。ただし，2回の撮像の間で，画素値の揺らぎや後述のアーチファクトによる誤差成分が出ていないか確認する必要がある。

(b) 1回撮像法

(1) 同一関心領域 SD 法　1画像のみを用いる方法で，いくつか種類はあるが，**同一関心領域 SD 法**と呼ばれる方法が一般に用いられている。すなわち，S 計測と同一の ROI にて，直接 SD を求める。

$$ 画像\ S/N = \frac{M_{image1}}{SD_{image1}} \tag{6.9}$$

画像の不均一性も SD に反映され推定の誤差要因となるので，SD がランダムなノイズを表しているかチェックする必要がある。

(2) 背景 SD 法　背景部分に設定した ROI で計測した平均値あるいは標準偏差から，もとのノイズの大きさを推定する。通常の絶対値画像では，背景ノイズはレイリー分布と呼ばれる確率分布に従うため，求めた平均値や SD に補正係数で除して元画像のノイズ成分を推定している。このような測定法を**背景 SD 法**という。

$$ 画像\ S/N = \frac{M_{image1}}{SD_{back}/\sqrt{(4-\pi)/2}} \tag{6.10}$$

特に**臨床画像を対象とした場合**，動きの影響や撮像時間などの観点からは 1 回撮像法が有利であるが，同一関心領域 SD 法では，画像の不均一性や対象の構造そのものも SD に反映

され雑音成分の推定誤差の要因となる。背景SD法においては後述（10.1節）の動きによるghostアーチファクトなどが背景部分に生じると誤差の要因となる。評価の目的を達成しているかどうか，画像と数値をよく照らし合わせることが重要である。

6.4.3　画像 C/N の定義と測定

臨床画像の総合的な評価として最も重要なものは，**コントラストノイズ比**（contrast to noise ratio：C/N）である。**図6.9**に示すように，二つの関心領域の画素値を S_1, S_2 とし，ノイズの大きさを SD としたとき

$$C/N = \frac{|S_1 - S_2|}{SD} \tag{6.11}$$

が基本式であるが，同一関心領域SD法で精度良くノイズの SD を求めることは困難なため，前記の背景SD法が用いられてきた。現状では，関心領域付近のできるだけ一様な構造の領域での SD や，関心領域に近い背景領域にて計測した平均値や SD から換算した値を採用する従来からの方法が使われることも多い。

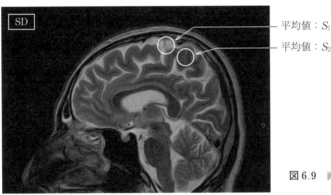

図6.9　画像 C/N の測定方法

演 習 問 題

(6.1) 以下の ☐ 内を埋めよ。

1. 画像 S/N は画像上での ☐ A ☐ または ROI の ☐ B ☐，または信号強度 S と画像における雑音成分 N の比と定義される。雑音成分 N は，ランダムノイズ成分の ☐ C ☐ を指標として用いる。
2. S は一般に3次元的な画素である ☐ D ☐ V_B および信号の ☐ E ☐ T_T に比例し，N は V_B に依存せず，信号の ☐ F ☐ に比例する。
3. 臨床画像の総合的な評価として最も重要なものは，☐ G ☐ 比である。その基本式は二つの ROI の信号強度を S_1, S_2 とし，ノイズの大きさを SD としたとき，☐ H ☐ と表せる。

7. 高速スキャン

 より高速に撮像を行うことは基本的なニーズであり，特に動きのある対象を撮像する場合には高速化は必須となる。

 MRI の**撮像時間** T_{acq} は基本的には k 空間の中で必要とするサンプル点を収集するのに要する時間である。例えば，スピンエコー法では位相エンコード数と等価な励起回数 N_p，繰返し時間 TR から $T_{\text{acq}} = N_p \times TR$ [†1] である。したがって，高速化は励起回数の減少，あるいは繰返し時間の短縮を行えばよいことがわかる。

 励起回数 N_p の減少では，1回の励起で k 空間での複数の位相方向のラインを収集する手法である高速スピンエコー法，TR の短縮ではグラディエントエコー法を利用した高速グラディエントエコー法，そして超高速スキャン法としてのエコープラナイメージング法がある。

7.1 高速スピンエコー法

 高速スピンエコー（**FSE**：**fast spin echo**）法はマルチエコー法のように複数の 180°反転パルスを用いるが，**図7.1** に示すように，すべてのエコーを一つの k 空間の情報として扱うので，その複数エコーの数の分だけスピンエコー法より高速にスキャンできる。上記の1回の励起で使用する複数エコーの数を ETL（**エコートレインレングス**：echo train length）と呼び，スキャン時間は以下となる。

$$T_{\text{acq}} = \frac{N_p \times TR}{ETL} \tag{7.1}$$

図の場合は $ETL = 6$ であることから，6倍の高速化が図れることになる。

 この FSE 法にハーフフーリエ法を組み合わせ，一度の 90°パルスでの励起で 180°パルスを繰り返して1画面に必要なすべてのデータを収集する**シングルショット FSE** [†2] がある。

[†1] 6.4.1項に記したように1位相エンコード内に複数回（NA）の励起を行い，それらの加算平均を行うことで画像 S/N を向上させる場合があるので，一般には $T_{\text{acq}} = N_p \times TR \times NA$ となる。ここでは，簡単化のため $NA = 1$ としている。

[†2] メーカーによって名称が異なり，SSFE（single-shot fast spin echo），HASTE（half-Fourier acquisition single-shot turbo spin echo），FASE（fast advanced spin echo）などと呼ばれている。

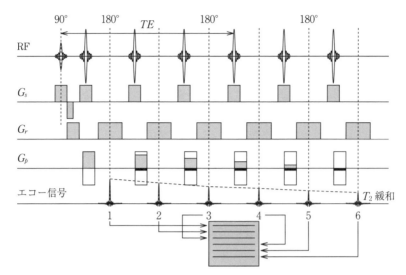

図 7.1 高速スピンエコー法のパルスシーケンス

FSE 法では T_2 強調画像になるので T_2 の長い組織が高信号になる。したがって，長い T_2 を有する水成分の多い領域の撮像では，1 回の励起ですべてのエコー信号を収集するシングルショット FSE が利用されている。

特に胆嚢・胆管内の胆汁や膵液を高信号に画像化する場合を **MRCP**（MR cholangio pancreatography：MR による胆管・膵管造影）と呼ぶ。X 線診断装置では造影剤の注入が必要であるが，MRCP では造影剤なしで胆管・膵管の 3 次元的な描出が可能である。

7.2 高速グラディエントエコー法

前章で述べたグラディエントエコー法では $TR \gg T_2$ とし，繰返し時間 TR 後の各励起前には横磁化が消失していることを前提として，定常状態となった縦磁化成分からエコー信号を得ていた。高速グラディエントエコー法とは，TR を T_2 と同程度かそれ以下（$TR \leq T_2$）に設定したグラディエントエコー法であり，横磁化が残っている状態で励起することになる。

高速グラディエントエコー法には，上記の残留している横磁化を積極的に消失させる方法（**spoiled GRE 法**）と，定常状態となる縦磁化と横磁化の両方を利用する方法（**balanced SSFP 法**）がある。これらの方法には多岐にわたる変形手法や命名法があるが，以下では基本となる手法について述べることにする。

7.2.1 spoiled GRE 法

残留横磁化を消失させる方法の一つとして，傾斜磁場による手法の代表である **FLASH**（**fast low angle shot**）法のパルスシーケンスを図7.2に示す。この手法は励起パルスの前にスライス方向，および読出し方向に傾斜磁場を掛け強制的に位相の分散を図ることで位相消失を行うもので，**gradient spoiling** と呼ばれる。この働きを有する傾斜磁場を**スポイラ**と呼ぶ。

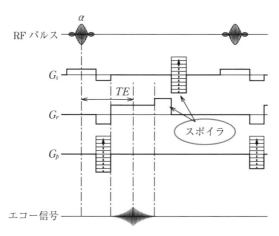

図7.2 FLASH法のパルスシーケンス

FLASH法をさらに高速で，すなわち短い TR（$<T_2^*$）で走らせる方法を turbo FLASH 法という。画像コントラストは良くないが，造影剤を用いたダイナミックMRIには有効とされている。

残留横磁化を消失させるもう一つの手法は **RF spoiling** と呼ばれるもので，連続する励起パルスの位相を一定量ずつ変化させ，画素内の横磁化の位相の総和を結果として 0 となるようにする方法である。この代表が **SPGR**（spoiled gradient-recalled acquisition in the steady state）法である。

7.2.2 balanced SSFP 法

高速グラディエントエコー法において，前記の残留横磁化の消失を行わないと縦磁化と横磁化の両方が定常状態に達する。この現象は**定常状態自由歳差運動**（**SSFP：steady-state free precession**）と呼ばれ，以下のように定性的に説明できる。

図7.3（a）のように，連続する等間隔の α 励起パルス列において，n 番目の励起直前に縦磁化 $M_{z'}$ と横磁化 $M_{x'y'}$ が同じ大きさとする。図（b）のように x' 軸回りの励起パルスにより両磁化が回転した励起直後，つぎの励起パルスまでの時間に両磁化はそれぞれの緩和過程

64   7. 高速スキャン

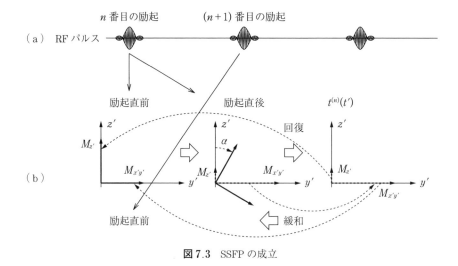

図7.3 SSFPの成立

により回復，減衰を行う。TRはT_2より短いために，$(n+1)$番目の励起直前では縦磁化と横磁化はn番目の励起直前と同一の大きさとなり，両磁化の定常状態が成立する。

このSSFP状態を積極的に利用するには，基本的には位相エンコードパルスと逆極性のパルス（**リワインダ**）を印加して残存する横磁化成分の位相を揃えてやる（リワインダとは，位相のねじれを巻き戻すという意味）。このタイプの高速グラディエントエコー法の代表がGRASS（gradient-recalled acquisition in the steady state）法である。

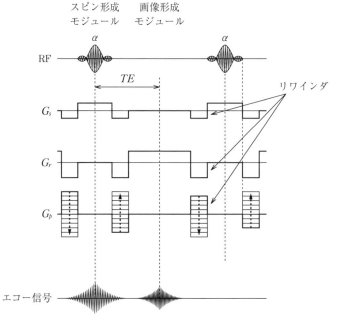

図7.4 true FISP法のパルスシーケンス

さらに，位相エンコードによる位相のねじれだけでなく，読出し傾斜磁場，スライス選択用傾斜磁場による位相の分散ももとに戻す，つまりバランスするよう傾斜磁場パルスを印加するタイプを **balanced SSFP 法**と呼び，その代表が図 7.4 に示す **true FISP**（fast imaging with steady-state）**法**である。

7.2.3 エコープラナ法

エコープラナ（**EPI：echo planar imaging**）**法**では，図 7.5 に示すように，1 回の励起の後，読出し傾斜磁場の反転を繰り返すだけで 1 断面の構成に必要なデータをすべて取得する。

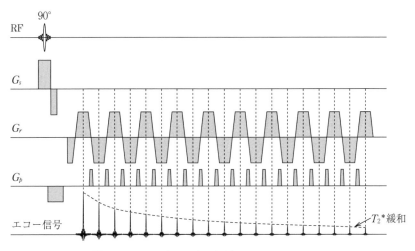

図 7.5　エコープラナ（EPI）法のパルスシーケンス

位相エンコードは読出し傾斜磁場の反転のタイミングに合わせて同じパルスを繰り返し印加していく。全信号を 数十〜100 ms という短時間で収集するので，信号の読出し時間を短くする必要があり，強力な傾斜磁場が必要になる。

図 7.6 はスピンエコータイプの EPI 法のパルスシーケンスである。グラディエントエコータイプの EPI は T_2^* 緩和で減衰する信号を取得するのに対して，スピンエコータイプの EPI では T_2 緩和で減衰する信号を最大信号にすることができる。

EPI には 1 回の励起で 1 画面に必要なすべての情報を取得する方法と複数回の励起に分けて 1 画面に必要な情報を得る方法があり，前者を**シングルショット**（**single-shot**）**EPI**，後者を**マルチショット**（**multi-shot**）**EPI** という。

EPI は短時間撮像が可能なので，造影剤によるダイナミック MRI や，後述する拡散強調イメージングあるいは脳機能イメージングなどに用いられている。

7. 高速スキャン

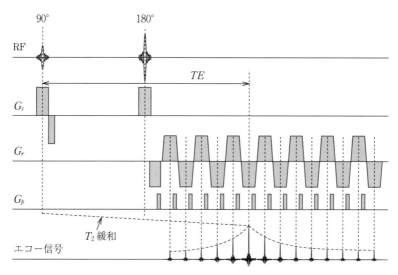

図 7.6 スピンエコータイプのエコープラナ法のパルスシーケンス

▶▶▶応用・発展

スリューレート（slew rate）：エコープラナ法のパルスシーケンス図で読出し傾斜磁場を台形で表したのは，非常に高速で傾斜磁場を切り替えるので，反転時間が問題になるからである。傾斜磁場強度〔T/m〕と立上り時間〔s〕の比をスリューレートといい，単位は〔T/m/s〕，または〔mT/m/ms〕である。傾斜磁場性能を表す重要な指標になっている。

演 習 問 題

(**7.1**) 以下の 　　 内を埋めよ。

1. 励起回数 N_p の減少では1回の励起で　A　のラインを収集する手法である　B　，TR の短縮では　C　を利用した高速グラディエントエコー法，そして超高速スキャン法としての　D　法がある。
2. 上記の　B　では，1回の励起で使用する複数エコーの数を　E　と呼び，この手法に　F　法を組み合わせ，1画面に必要なすべてのデータを1回の励起で収集する手法が　G　であり，　H　強調画像となる。
3. 高速グラディエントエコー法とは繰返し時間を　I　と同程度かそれ以下に設定したGRE法であり，　J　が残っている状態で励起することになる。
4. 横磁化を　K　を用いて強制的に位相分散を図ることで積極的に消失させる方法を　L　という。
5. 高速グラディエントエコー法において前記の残留横磁化の消失を行わないと　M　の両方

が定常状態に達する。この現象・状態を　N　と呼ぶ。この状態を積極的に利用するには位相エンコードパルスと逆極性のパルス　O　を印加して残存する横磁化成分の位相を揃えてやる。

6. さらに，読出し傾斜磁場，　P　による位相の分散ももとに戻す，つまりバランスするよう傾斜磁場パルスを印加するタイプを　Q　と呼ぶ。

7. EPI法では1回の励起の後，　R　の反転を繰り返すだけで1断面の構成に必要なデータをすべて取得する。EPIは短時間撮像が可能なので，Gd造影剤による　S　に用いられている。

8. 流れと拡散のイメージング

　血流を可視化することをフローイメージングという。このイメージングは「血液の動き」を利用したものである。この血液のマクロな動きに対して細胞内や細胞間隙に存在するミクロな「水分子のランダムな動き」を捉えるのが拡散イメージングである。両方ともにスピンの動きを利用している。

　前者のフローイメージングの代表的なものにタイムオブフライト法（TOF法）と位相コントラスト法（PC法）がある。

8.1　タイムオブフライト法

　GRE法において，画像スライス内のスピンの縦磁化は図3.9で説明したように，繰返しの励起により飽和する。**図8.1**のように，この画像スライスに励起されていない血液が流入すると飽和していない縦磁化が新たな信号源になるため，その部分だけが高信号になる（**インフロー効果**）。この原理を利用することで血流を高信号で表示するのが**タイムオブフライト（TOF：time of flight）法**である。ただし，この方法で血流をある範囲にわたって表示するには画像スライスを重ねていく必要がある。

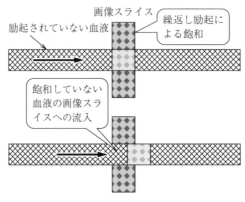

図8.1　TOF法の原理

8.2 位相コントラスト法

図 8.2 に示すように，面積が同じで極性が正負の双極型反転傾斜磁場（**バイポーラ傾斜磁場**）を印加すると静止しているスピンの位相はもとに戻るが，移動しているスピンは正負異なる傾斜磁場を受けるので位相がもとに戻らない。パルス幅 t_p の負および正の x 方向傾斜磁場 G が印加されているとき（図(a)）の点 x_0 での位相変化 $\varphi^-(t)$, $\varphi^+(t)$ はそれぞれつぎのように表せる。

まず，スピンが点 x_0 で静止している場合は

$$\varphi^-(t) = \int_0^t \gamma(-G)x_0 dt = -\gamma G x_0 t \qquad 0 \leq t \leq t_p \tag{8.1}$$

$$\varphi^+(t) = -\gamma G x_0 t_p + \int_{t_p}^t \gamma G x_0 dt = \gamma G x_0 (t - 2t_p) \qquad t_p \leq t \leq 2t_p \tag{8.2}$$

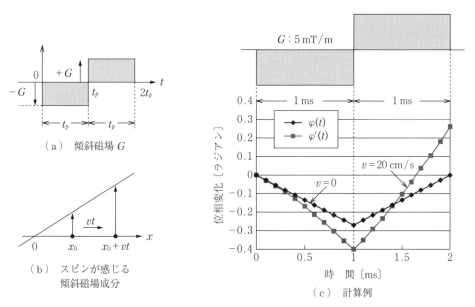

図 8.2 PC 法の原理

一方，x_0 から速さ v で移動しているスピンは移動によってスピンが感じる傾斜磁場成分が時間とともに変化するため，位相変化はつぎのようになる。

$$\varphi^-(t) = \int_0^t \gamma(-G)(x_0 + vt) dt = -\gamma G\left(x_0 t + \frac{1}{2}vt^2\right) \qquad 0 \leq t \leq t_p \tag{8.3}$$

$$\varphi^+(t) = -\gamma G\left(x_0 t_p + \frac{1}{2}v t_p^2\right) + \int_{t_p}^t \gamma G(x_0 + vt) dt$$

$$= \gamma G\left\{x_0(t - 2t_p) + \frac{1}{2}v(t^2 - 2t_p^2)\right\} \qquad t_p \leq t \leq 2t_p \tag{8.4}$$

負・正の傾斜磁場印加が終了した時点（$t=2t_p$）では静止しているスピンの位相は式（8.2）よりゼロでもとに戻るのに対して，傾斜磁場方向に速さ v で移動しているスピンの位相は式（8.4）より $\gamma G v t_p^2$ だけ変化することがわかる。このようなバイポーラ傾斜磁場による位相変化を**位相シフト**（**phase shift**）**効果**と呼び，その位相シフト量を $\Delta\varphi$ とすると

$$\Delta\varphi = \gamma G v t_p^2 \tag{8.5}$$

と表せる。位相シフト量は傾斜磁場強度 G と傾斜磁場パルス幅 t_p によって決まる。この目的のバイポーラ磁場パルスを**フローエンコードパルス**という。

バイポーラ傾斜磁場を正負反転しながら2回収集し，2画像間で差分をとることで流れによる位相シフト $2\Delta\varphi$ が求まる。これから血流を表示する手法を**位相コントラスト**（**PC：phase contrast**）**法**という。なお，位相角から血流の傾斜磁場方向速度 v を求めることができる。

図（c）には傾斜磁場方向に速度 20 cm/s で移動しているスピンと静止しているスピンに傾斜磁場強度 5 mT/m，幅 1 ms のバイポーラ傾斜磁場を印加した場合の位相変化を計算してある。位相変化の大きさはスピンが傾斜磁場中のどこにあるか，すなわち x_0 によって大きく変わるが，バイポーラ傾斜磁場終了時点での位相シフト量は一定になる。

フローエンコードパルスを直交する3軸に印加して各方向の流れ成分による位相シフト量を求めれば，流れのベクトル（方向と大きさ）が求まることになる。

8.3 MRアンジオグラフィ

TOF法，PC法あるいは造影剤を用いて血管像（実際は血流像）を高信号で表示する手法を **MRアンジオグラフィ**という。TOF法の場合は，**図8.3**に示すように，連続する撮像スライスでTOF画像を撮影し，それを3次元表示（ここでは，最大値投影法と呼ばれる手法）することで血流像が得られる。図の例のように，動脈の起始部側を事前に繰返し励起して飽和（**プリサチュレーション**）させておくと動脈血は高信号にならないので，静脈血だけの画像を得ることができる。反対側（動脈の末梢側）を飽和させておけば動脈血だけの画像が得られ，プリサチュレーションを用いなければ動静脈の両方の画像が得られる。

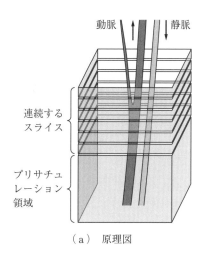
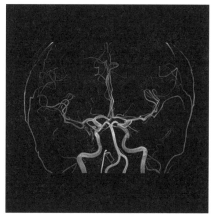

(a) 原理図　　　　　　(b) 3D-TOFによる頭部脳血管のMR画像
　　　　　　　　　　　　　　（$TR/TE=15/3.4$）

図8.3　MRアンジオグラフィ（TOF法の場合）

8.4 読出し傾斜磁場パルスでの流れの影響

　読出し傾斜磁場パルスでは，直前に極性を反転させた補償用傾斜磁場パルスが印加されるので，サンプリングの中央で流れあるいは動きのあるスピン位相がもとに戻らないことになる．流れの影響を抑えるために，図8.4のように，バイポーラ傾斜磁場を印加するとちょうど信号が最大になるタイミングで動きのあるスピン位相変化がもとに戻る．このパルスを

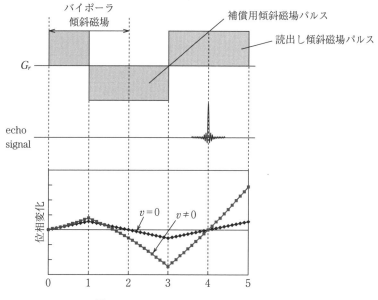

図8.4　フローコンペンセーションパルス

フローコンペンセーションパルスという。

8.5 拡散強調イメージング

フローイメージングのPC法の原理から理解ができるイメージング法に**拡散強調イメージング**（**DWI：diffusion weighted imaging**）がある。この手法は，体内の水分子の**拡散運動**の度合を画像化するものである。反転する傾斜磁場の間に移動した水分子には，PC法の説明からわかるように動きによる位相シフトが発生する。拡散運動はランダムな動きなので位相シフトもバラバラになる。したがって，ある領域の拡散の程度が大きいとその位相シフトの分散が大きくなり，信号が低下することになる。ただし，拡散運動は小さな動きなので位相シフトの分散の影響を大きくするためには強力な反転傾斜磁場が必要になる。

強力な反転傾斜磁場を印加して信号を収集すると，図8.5に模式的に示すように，拡散運動が激しいところは低信号になり，拡散運動が弱いところは高信号になる。

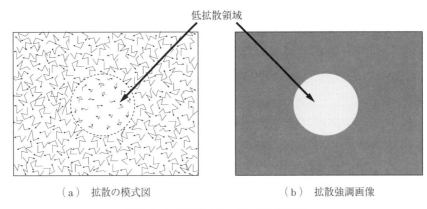

(a) 拡散の模式図　　　　(b) 拡散強調画像

図8.5 拡散強調イメージングの説明図

脳梗塞になるとかなり初期の段階から梗塞部位の拡散が低下するため拡散強調画像で高信号に描出されるため，初期の脳梗塞診断の有力な診断方法になっている。

パルスシーケンスとしては，スピンエコータイプのEPIの180°RFパルスの前後に図8.6のようなフローエンコーディング（この場合は同じ極性のパルス）傾斜磁場パルスである**MPG（motion probing gradient）**を印加して，ついで，EPIの読出し傾斜磁場反転パルスにより信号を収集する。

拡散強調画像の信号の拡散依存性は次式で与えられる。

$$S = S_0 \exp(-bD) \tag{8.6}$$

$$b = \gamma^2 G^2 \delta T^2 \left(\Delta T - \frac{\delta T}{3} \right) \tag{8.7}$$

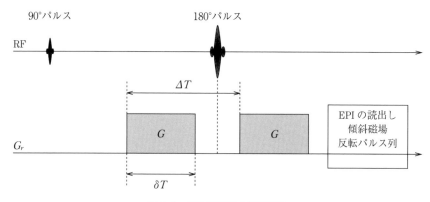

図 8.6 拡散強調用の傾斜磁場

上式の係数 b 〔s/mm²〕を特に「**b 値**」と呼んでいる。

ここに，D〔mm²/s〕は**拡散定数**，δT は傾斜磁場パルス幅，ΔT は傾斜磁場パルスの間隔である。

傾斜磁場強度 G が強いほど，パルス幅 δT が長いほど，パルス間隔 ΔT が長いほど b 値が大きくなり，拡散の影響による信号低下が大きくなる。通常は b 値が 1 000 程度が脳梗塞の診断に使われている。

▶▶▶応用・発展

拡散の速さ：拡散による分子の移動はランダムであるが，時間 t での移動距離の標準偏差 σ は次式で与えられる。

$$\sigma = \sqrt{6Dt}$$

D として脳脊髄液の 3.0×10^{-3} mm²/s を入れ，$t = 1$ s の σ を計算すると $\sigma = 4.24$ mm となる。血管内の血流の速さに比べかなり遅いことがわかる。

拡散テンソル画像：水分子の拡散には異方性がある場合がある。特に神経線維など水分子の動きの抑制が方向によって異なる場合に明瞭に異方性を示す。拡散定数は 6 個の独立の要素からなる 3×3 のテンソルで表される。

$$\begin{pmatrix} D_{xx} & D_{xy} & D_{xz} \\ D_{yx} & D_{yy} & D_{yz} \\ D_{zx} & D_{zy} & D_{zz} \end{pmatrix} = \boldsymbol{D}$$

方向をうまくとれば（対角化すれば）三つの拡散定数で表せる。傾斜磁場の方向を最低 6 方向変えてデータを収集すると，原理的に拡散テンソルを求めることができる。この方法で水分子の拡散テンソルを求めて画像化したものを**拡散テンソル画像**（DTI：diffusion tensor imaging），さらに，画素ごとの拡散異方性のベクトル情報を用いて神経線維束を描出したものを**拡散テンソルトラクトグラフィ**（DTT：diffusion tensor tractography）という。

74   8. 流れと拡散のイメージング

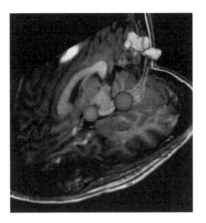

図 8.7　視放腺の拡散テンソルトラクトグラフィ（井野：修士論文 2008 年 3 月）

8.6 灌流イメージング

　組織の毛細血管の血液の流れを灌流（perfusion）という。灌流の撮像法を**灌流イメージング**（PWI：perfusion weighted imaging）という。核医学では，放射性医薬品の注入によって灌流画像を得るが，MRI では **Gd 系造影剤**の静脈内注入によって灌流画像を得る。造影剤の分布の時間変化を調べる必要があるので，EPI などの高速撮像法を用いる。

　Gd 系造影剤には T_1 短縮効果があり，T_1 強調では高信号になる。しかし，GRE 法の EPI は T_2^* 強調なので Gd 系造影剤による T_2^* 短縮効果が寄与し，**図 8.8** のように，造影剤が組織にこのダイナミックな時間信号を解析することによって血液量，血流量，血液の平均通過時間などを求めて表示したものが灌流画像である。造影剤が流入するとその組織内の各画素は低信号になり，造影剤が流れ去ると信号が回復する。

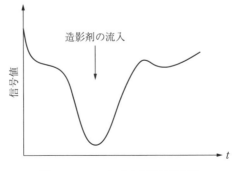

図 8.8　PWI における時間信号曲線

演 習 問 題

(8.1) 問図 8.1 のように立上り時間 100 μs で傾斜磁場強度 25 mT/m まで立ち上がる傾斜磁場パルスのスリューレートを求めよ。

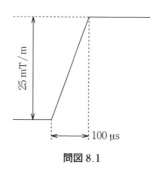

問図 8.1

(8.2) 以下の □ 内を埋めよ。

1. 高速グラディエントエコー法とは繰返し時間を [A] と同程度かそれ以下に設定した GRE 法であり，[B] が残っている状態で励起することになる。

2. 横磁化を [C] を用いて強制的に位相分散を図ることで積極的に消失させる方法を [D] という。

3. 高速グラディエントエコー法において前記の残留横磁化の消失を行わないと [E] の両方が定常状態に達する。この現象・状態を [F] と呼ぶ。この状態を積極的に利用するには位相エンコードパルスと逆極性のパルス [G] を印加して残存する横磁化成分の位相を揃えてやる。

4. さらに，読出し傾斜磁場，[H] による位相の分散ももとに戻す，つまりバランスするよう傾斜磁場パルスを印加するタイプを [I] と呼ぶ。

5. EPI 法では 1 回の励起の後，[J] の反転を繰り返すだけで 1 断面の構成に必要なデータをすべて取得する。EPI は短時間撮像が可能なので，Gd 系造影剤による [K] に用いられている。

9. 画像に影響する その他の因子あるいは効果

画像に関わる被写体側の因子としてこれまで緩和時間 T_1, T_2, プロトン密度，流れ，拡散について説明してきた。ここでは，それ以外の因子としてケミカルシフト，磁化移動効果，および BOLD 効果を概説する。

9.1 ケミカルシフト

9.1.1 ケミカルシフトの原理

外部磁場があると核周囲の電子雲は円運動を行い，外部磁場を打ち消す向きの局所的な磁場を形成する。この磁場による**遮蔽効果**でプロトンに実効的に作用する磁場はわずかではあるが，外部磁場より小さな磁場になる。上記の電子雲の状況は，プロトンを含む分子の化学構造によって異なることから分子間で磁気共鳴周波数がシフトすることになる。これを**ケミカルシフト**（chemical shift），あるいは化学シフトという。ケミカルシフトの大きさは外部磁場に比例するので静磁場に対する比で表し，小さな値なので通常 ppm を用いる。

図 9.1 は，遮蔽効果が最も高いテトラメチルシラン（TMS）を基準にした水と中性脂肪のスペクトルを模式的に示した図である。水プロトンはケミカルシフトが大きく，中性脂肪（以下，脂肪と記す）に対しておよそ **3.5 ppm** 低い磁場にスペクトルピークがある。これ

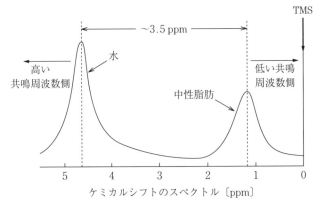

図 9.1 水と中性脂肪のケミカルシフト

は，外部磁場を印加した場合，水プロトンは脂肪より 3.5 ppm 高い共鳴周波数になることを意味している。

9.1.2 ケミカルシフトの脂肪信号抑制への応用

脂肪と水の共鳴周波数の違いは 10.4 節にて説明するアーチファクトの原因になるが，この違いを用いて脂肪の信号を抑制することも可能である。

脂肪プロトンの磁気共鳴周波数は水プロトンに比べ 3.5 ppm 低い。そこで，**図 9.2** のように，脂肪プロトンの共鳴周波数範囲をカバーする狭帯域の RF パルスであらかじめ脂肪プロトンを飽和させておいて，通常の信号取得を行うと脂肪の信号を抑制することができる。この方法を**選択励起脂肪抑制法**または CHESS（chemical shift selection）法という。

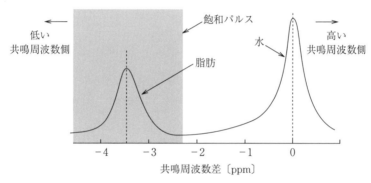

図 9.2 選択励起脂肪抑制法（CHESS 法）

9.2 磁化移動効果

生体組織中には，蛋白質や脂質などの高分子の構成原子としての水素 H である**高分子プロトン**と高分子の周囲を自由に動いている**自由水プロトン**が存在している。**図 9.3 (a)** に

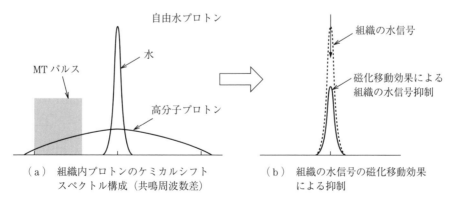

（a）組織内プロトンのケミカルシフトスペクトル構成（共鳴周波数差）　　（b）組織の水信号の磁化移動効果による抑制

図 9.3 MT パルスとその効果（模式図）

示すように,組織からのプロトン信号の強度としては自由水プロトンが高分子プロトンに対してその寄与は大きい。また,高分子プロトンの共鳴周波数は自由水プロトンの共鳴周波数の周りに広く分布している。

自由水プロトンの共鳴周波数から十分離れた周波数領域にて RF パルスで高分子プロトンのスピンである磁化を飽和させると,スピン間の相互作用で飽和した磁化が近傍にある自由水プロトンの磁化にもその影響を与え,自由水プロトンもある程度飽和する。この効果を**磁化移動(MT:magnetization transfer)効果**と呼ぶ。

そこで,上記の RF パルス(MT パルス)をあらかじめ印加し,その後通常の撮像を行うと,図 9.3 (b) のように組織からのプロトン信号を抑制した画像が得られる。

8.3 節の MR アンジオグラフィでの組織信号抑制の手段として,磁化移動効果を利用した例を**図 9.4** に示す。

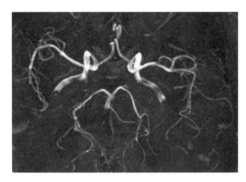
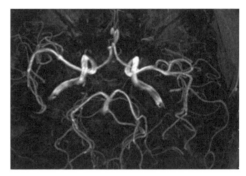

(a) 磁化移動効果なし　　　　　　　　(b) 磁化移動効果あり

図 9.4　MR アンジオグラフィにおける磁化移動効果

9.3　BOLD 効 果

BOLD は blood oxidization level dependent の頭文字で,血液の酸化・還元反応レベルに依存するという意味である。赤血球のヘモグロビンは肺で酸素を取り込んで酸化ヘモグロビンとなり,末梢で酸素を放出して還元ヘモグロビンとなる。酸化ヘモグロビンはわずかな反磁性で影響がないが,還元ヘモグロビンは常磁性のため周辺の磁場を乱すことになる。言い換えると,還元ヘモグロビンは T_2^* を短縮する効果を有する。この BOLD 効果は**脳機能イメージング(fMRI:functional MRI)**では以下のように解釈されている。

すなわち,運動などによる脳神経の賦活(または活性)部位では,その活動を支えるために実際に必要な血液以上の血液が供給され,酸化ヘモグロビン過剰となり,還元ヘモグロビンによる T_2^* 短縮効果を減少させることになる。したがって,賦活部位では信号が増大す

る。

　図9.5（a）は，手の動作状態（task）と静止状態（resting）を交互に繰り返した場合の手の運動野におけるMR信号強度の変化率を示したものである。また，図（b）は，その変化率から得られた賦活部位を示すfMRI画像である。

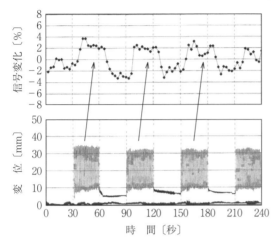

（a）手の掌握運動の変位とfMRI信号変化率　　　（b）fMRI

図9.5　BOLD効果とfMRI（室井：博士論文）

演習問題

(9.1) 以下の〔　〕内を埋めよ．

1. GRE法では，ある断面に励起されていない血液が流入すると〔 A 〕が信号源になるため，その部分だけが高信号となる．この原理は〔 B 〕効果と呼ばれ，この効果を利用することで血流を高信号で表示するのが〔 C 〕法である．一方，SE法では，速い血流の場合は90°励起パルスで励起された血液中のスピンが180°反転パルスを受けないこととなるため，その部分だけが低信号となる．この原理は〔 D 〕効果と呼ばれる．

2. 外部磁場があると核周囲の電子は円運動を行い外部磁場を〔 E 〕向きの局所的な磁場を形成する．この磁場による〔 F 〕でプロトンに実効的に作用する磁場はわずかではあるが，外部磁場より小さな磁場になる．これをケミカルシフトといい，水と中性脂肪とのケミカルシフトの差は〔 G 〕ppmである．

3. 〔 H 〕では〔 I 〕パルスを用いて水分子の〔 J 〕を有する拡散運動を観察するする方法である．この〔 K 〕において正常細胞では激しい拡散運動のため〔 L 〕によって信号が低下し，一方，梗塞部位では逆に拡散運動が低下し〔 M 〕が減少するために〔 N 〕となる．

10. アーチファクト

アーチファクトは撮像原理と密接に絡んでいる。以下の代表的なアーチファクトと撮像原理との関係を見ていく。

① 被写体の動きによるアーチファクト　　　：動きのアーチファクト（ゴースト）
② 有限のFOVによるアーチファクト　　　　：折返しアーチファクト
③ 有限の信号収集によるアーチファクト　　：打切りアーチファクト
④ 水/脂肪のケミカルシフト差による　　　 ：ケミカルシフトアーチファクト
　　アーチファクト
⑤ 磁化率の差異によるアーチファクト　　　：磁化率アーチファクト

10.1 動きのアーチファクト

　MRIでは，1画面に必要な信号収集にかなりの時間を必要とする。そのため，信号収集中の被写体の動きは周波数エンコードおよび位相エンコードでの位置情報に影響を与える。

　周波数エンコードでの1回の信号収集はきわめて短時間なので動きの影響は少ない。位相エンコードステップの回数だけ周波数エンコードを重ねるので，この時間での動きはやはり周波数エンコード方向の位置のボケになる。ただし，被写体の動き以上に影響が広がることはない。

　一方，位相エンコードは位相エンコードステップのすべての信号を用いてこの方向の位置を決めている。したがって，被写体の動きの影響は位相エンコード方向で顕著になる。

　図10.1は，位相エンコードに対する周期的な被写体の動きの影響をシミュレーションで検討した結果である。FOV 32 cmの被写体の中央から2 cmの点が静止している場合と，信号収集中に振幅0.5 cmで4回の正弦的な周期的運動を行った際のその点の位相回転信号とその周波数スペクトルを示している。静止部は規則的な位相回転を行い，その周波数スペクトルは被写体中央から2 cmの位置に対応するスペクトルだけを示す。

　中央から2 cmの信号源が静止している場合の位相回転は図(a)，この点が振幅0.5 cmで信号収集中4回正弦振動を行うと，その位相回転信号は図(c)のようにひずむ。そのた

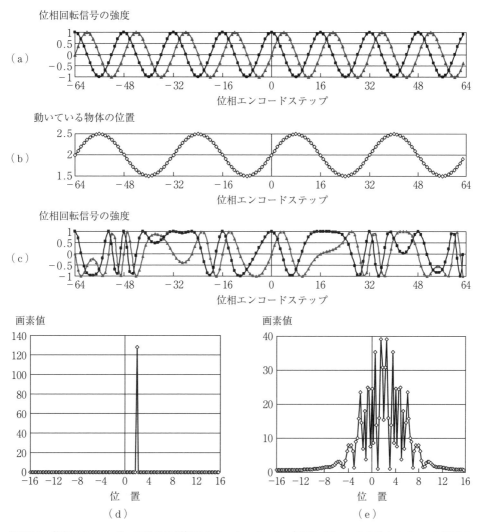

図 10.1 位相エンコードへの動きの影響のシミュレーション（FOV = 32 cm の中央から 2 cm の位置での静止部と振幅 0.5 cm の正弦運動の場合）

め，位相回転信号を複素フーリエ変換した結果は，静止している場合の図（d）に対して図（e）のように振動幅を超えた位置にわたる多数のスペクトルピークを示す．

一方，周期的な動きを行った場合，位相回転は静止の場合とはまったく異なり，その周波数スペクトルは運動範囲を超えて FOV 内に広がる複数のピークを示している．このように，位相エンコードに対する動きの影響は顕著で動きの影響が FOV 全域に広がって繰り返し現れるが，静止部の画像に重なって影のように見えるので，このような位相エンコード方向のアーチファクトを**ゴースト**（ghost）という．**図 10.2** は，故意に首を周期的に振る動作を行った場合のゴーストの例を示したもので，FOV 全域にアーチファクトが広がっていることがわかる．

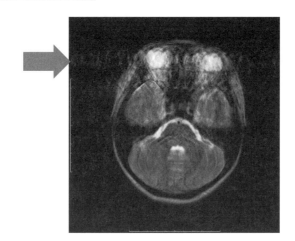

図 10.2　ゴーストの例

10.2　折返しアーチファクト

　周波数エンコード，位相エンコードの際に FOV の外側に信号源があるとその信号が FOV 内に折り返って本来の画像と重なって表示されるという現象が起こる。これを**折返しアーチファクト**（または，**wraparound アーチファクト**）という。

　図 10.3 に周波数エンコード方向での例を示す。図（a）は設定されている FOV であり，図（b）にその FOV での実際の収集画像を示す。図（a）の FOV の右外側の後頭部の部分が図（b）の左側に折り返っていることがわかる。

　図 10.4 は，周波数エンコードによる折返しを概念的に説明するための図である。信号のサンプリングは，通常 FOV の両端がサンプリング周波数 f_s の $\pm 1/2$ になるように行う。

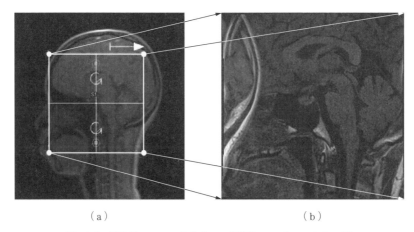

（a）　　　　　　　　　　　　　　（b）

図 10.3　周波数エンコード方向での折返しアーチファクトの例

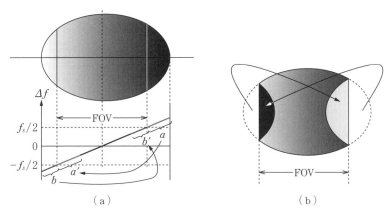

図 10.4 周波数エンコード方向の折返り

FOV を外れた部分にも読出し傾斜磁場がかかっているので，その部分も図（a）に示すような共鳴周波数変化 Δf が発生する。しかし，この Δf はナイキスト周波数を超えるので正しくは表現されず，図（a）に示すように，FOV 外の a の部分は FOV 内の a' の部分に，FOV 外の b の部分は FOV 内の b' の部分に，折り返って表現される。結果として図（b）のような画像になる。

図 10.5 は位相エンコードによる折返しを概念的に示した図である。位相エンコード用傾斜磁場も FOV 外にわたって印加されるので，FOV 外に信号源も図（a）に見られるように位相回転を持った信号を発生する。この位相回転も FOV 外の a の部分の位相回転が FOV 内の a' の部分に，FOV 外の b の部分が FOV 内の b' の部分とまったく同じ位相回転を示す。これも，位相エンコードを離散的に行うことによる折返し現象である。その結果得られる画像は，図（b）に示すように，FOV 外の信号源が折り返って FOV 内の本来の画像に重なって表示される。

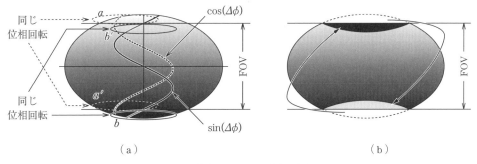

図 10.5 位相エンコード方向の折返し

10.2.1 折返しアーチファクトのシミュレーション

図10.6は，周波数エンコードによる折返しを簡単なシミュレーションで確かめたものである。図（a）に示すように，FOV 16 cmの中央から−4 cm, 6 cm, 10 cmにそれぞれの強さが0.5, 0.8, 0.8の信号源がある場合で，マトリックス数は32としている。図（b），（c），（d）は周波数エンコードによる信号のサンプリング結果である。10 cmの点はFOV外でFOVの端8 cmに対して対象の位置にある6 cmの点の信号出力と比べると，cos成分は同じでsin成分は位相が反転している。これらの信号を加算して複素フーリエ変換を行った結果が図（e）であるが，図（f）に示す実際の信号源位置と比較すると，10 cmの点が−6 cmの位置に折り返っていることがわかる。

図10.7は，位相エンコードについての同様のシミュレーション結果である。図（a）は信号源の配置で，FOVは16 cm，FOV中央に対して−6 cm, 3 cm, 10 cmに強さがそれぞれ0.5, 0.6, 0.5の信号源がある。図（b），（c），（d）は位相エンコードによる位相回転信号，$\sin\{\Delta\varphi(m)\}$, $\cos\{\Delta\varphi(m)\}$ である。10 cmの点はFOVの+側の端から2 cm外である。この信号はFOVの−側の端−8 cmから+2 cmである−6 cmの信号とまったく等しい。これらの信号を加算して複素フーリエ変換を行った結果が図（e）である。−6 cmと3 cmにのみスペクトルがあるが，−6 cmのスペクトルピークは1.0となっている。図（f）に示す実際の信号源位置と比較してわかるように，10 cmの点が−6 cmの位置に折り返って，もともと−6 cmにある信号と重なった結果ピークが二つの信号源の強さの和になっていることが理解できる。

10.2.2 折返しアーチファクト対策

FOV外に信号源がなければ折返しアーチファクトは出ないので，FOVを大きくするのが一つの折返しアーチファクト対策である。また，ナイキスト定理からわかるように，信号のサンプリングピッチを細かくしてナイキスト周波数を高くすれば（**オーバーサンプリング**）折返しの起こらない範囲を広くすることが可能なので，これも対策になる。

しかし，単純にFOVを大きくすれば空間分解能が低下するし，空間分解能を落とさないように位相エンコードステップ数を増やせば撮像時間が長くなる。また，サンプリングピッチを細かくするにはハードウェアの負担が大きくなるなどの問題も起こりうる。

10.2 折返しアーチファクト　85

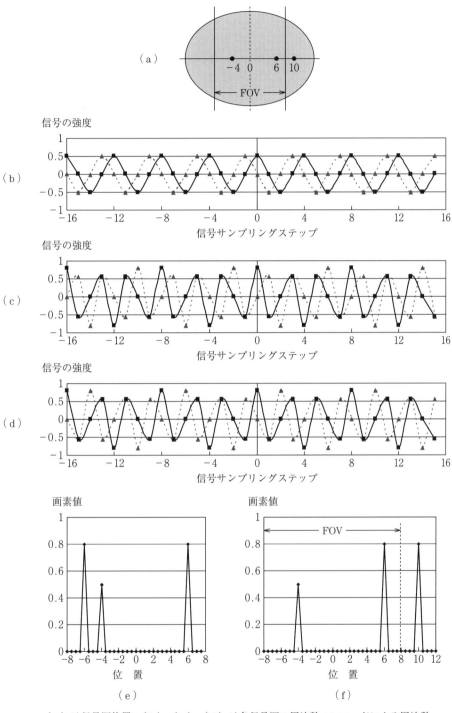

(a) は信号源位置，(b)，(c)，(d) は各信号源の周波数エンコードによる周波数変化 Δf のサンプリング出力信号，(e) は加算した信号の複素フーリエ変換結果，(f) は実際の信号源分布。

図 10.6 周波数エンコード方向の折返しシミュレーション

86　10. アーチファクト

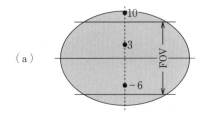

(a)

位相回転信号の強度

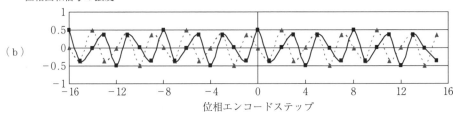

(b)

位相エンコードステップ

位相回転信号の強度

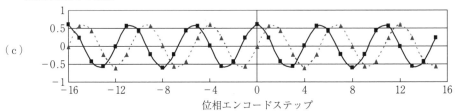

(c)

位相エンコードステップ

位相回転信号の強度

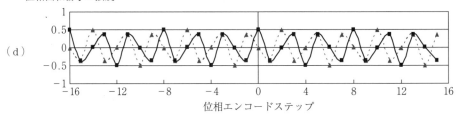

(d)

位相エンコードステップ

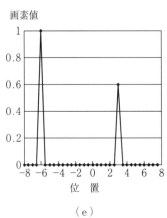

(e)

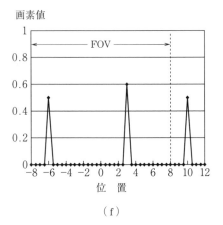

(f)

(a)は信号源位置，(b)，(c)，(d)は各信号源の位相回転信号，(e)は加算した位相回転信号の複素フーリエ変換結果，(f)は実際の信号源分布。

図 10.7 位相エンコード方向の折返しシミュレーション

10.3 打切りアーチファクト

図 4.21 に示したように,MR 信号は k 空間上で k_x(周波数エンコード)方向,および k_y(位相エンコード)方向にサンプリングされる。周波数エンコード方向のサンプリングは MR 信号そのものの時間サンプリング(図 4.11)であり,位相エンコード方向は位相エンコードステップによるサンプリングである。これらのサンプリングは無限に行えば正確に撮像対象が復元できる。しかし,実際はある有限の範囲でサンプリングを打ち切ることになる。

このデータ収集をある範囲で打ち切ることによって生じるアーチファクトを**打切りアーチファクト**と呼ぶ。この原因は,**図 10.8** に示すように,有限のサンプルでのフーリエ級数による復元では急激な変化を示す部分(不連続点)で **Gibbs 現象**と呼ばれるリンギングが生じるからである。

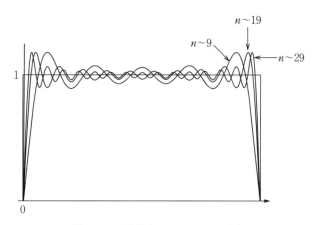

図 10.8 不連続点における Gibbs 現象

10.4 ケミカルシフトアーチファクト

すでに 9.1 節で説明したように,プロトンの磁気共鳴周波数はそのプロトンのおかれている状態によって変わる。水と脂肪ではおよそ 3.5 ppm だけ脂肪の磁気共鳴周波数が低い。周波数エンコードによる位置決めの際に,この影響でアーチファクトが出ることがある。これが**ケミカルシフトアーチファクト**である。

脂肪の磁気共鳴周波数は水に対して 3.5 ppm だけ低いので,傾斜磁場を印加したとき,**図 10.9** のように実線で示した水の磁気共鳴周波数に対して脂肪の磁気共鳴周波数は点線の

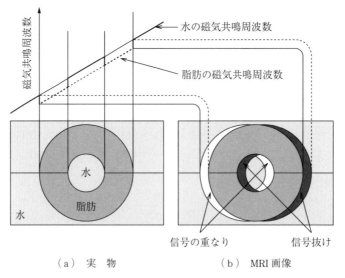

(a) 実物　　　　(b) MRI画像

図10.9　ケミカルシフトアーチファクトの発生原因

ように低周波数側にずれることになる。そうすると，MRI画像で水中の脂肪の場合は，低周波数側では水の信号と脂肪の信号が重なって高輝度になる部分が現れ，一方，高周波数側には信号がなくなって黒く表示される部分が現れる。脂肪中の水の場合はその現れ方が水中の脂肪とは逆になる。

ケミカルシフトがどの程度のずれとして現れるかは，その撮像に用いる読出し傾斜磁場強度 G_r〔T/m〕に依存する。FOVを L_x〔m〕，マトリックス数を N とすると，1ピクセル当りの磁場変化 $\Delta B_{\mathrm{pixel}}$ はつぎのようになる。

$$\Delta B_{\mathrm{pixel}} = G_r \frac{L_x}{N} \tag{10.1}$$

したがって，水と脂肪のケミカルシフト差 ΔB（$= 3.5\,\mathrm{ppm} \times B_0$）によるずれのピクセルシフト数 N_{ps} はつぎのようになる。

$$N_{ps} = \frac{\Delta B}{\Delta B_{\mathrm{pixel}}} = \frac{(3.5 \times 10^{-6})B_0}{G_r L_x} N \tag{10.2}$$

図10.10 は，FOVを30 cmとして傾斜磁場強度とケミカルシフトのピクセルシフト数を式(10.2)より計算した結果である。読出し傾斜磁場が強くなればケミカルシフトアーチファクトは目立たなくなる。また，同じ静磁場強度であればマトリックス数が少ないほど，同じマトリックス数であれば静磁場強度が低いほど，ケミカルシフトアーチファクトは目立たなくなる。

EPIにおけるケミカルシフトアーチファクト　　多数回の励起を繰り返す撮像法では，位相エンコード方向のケミカルシフトはあまり問題にならない。しかし，1回の励起ですべ

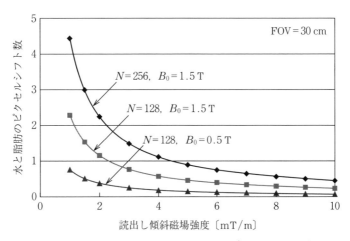

図 10.10 ケミカルシフトによる水と脂肪のピクセルシフト数の読出し傾斜磁場依存性

ての信号を収集する EPI では位相エンコード方向にケミカルシフトの影響が現れる。

この EPI の場合を考える。水と脂肪のケミカルシフト差による共鳴周波数のずれを $\Delta f (= 3.5\,\text{ppm} \times f_0)$ とし，信号収集にかかった時間を T とすると，水に対して脂肪は $2\pi \Delta f T$ だけ位相回転が遅れる。位相エンコード方向の 1 ピクセル当りの位相回転は 2π であるから，水と脂肪の位置ずれピクセル数 N_{ps} は次式になる。

$$N_{ps} = \frac{2\pi \Delta f T}{2\pi}$$
$$= \Delta f T = (3.5 \times 10^{-6}) f_0 T \tag{10.3}$$

EPI における水と脂肪のピクセルシフト数と信号収集時間の関係を式 (10.3) より静磁場強度 1.5 T の場合について計算した結果が**図 10.11** である。EPI では，位相エンコード方向

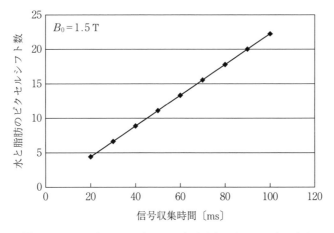

図 10.11 シングルショット EPI におけるケミカルシフトによる水と脂肪のピクセルシフト数と信号収集時間の関係

に顕著なケミカルシフトアーチファクトが起こることがわかる。

10.5 磁化率アーチファクト

　生体組織は反磁性体でマイナスの磁化率を持つ。一方，空気の磁化率はわずかにプラスの常磁性体なので，生体組織と空気との間の磁化率の違いによってその境界領域の静磁場が乱れる。磁化率の違いによって発生する静磁場の乱れは位相の分散による信号低下・消失，磁場勾配の乱れによる信号集中（高輝度）・分散（低輝度），および画像ひずみなどのアーチファクトの原因になる。このように，磁化率の違いによる静磁場の乱れによって発生するアーチファクトを**磁化率アーチファクト**という。また，生体内に強磁性体金属がある場合は，周囲の静磁場にかなり大きな乱れが生じてアーチファクトを起こす。これを特に**金属アーチファクト**という。

　磁化率アーチファクトは磁場の乱れによる位相分散が原因である。位相分散の程度はボクセルサイズ，サンプリングピッチ（信号帯域 BW の逆数），TE，および静磁場強度に比例するので，磁化率アーチファクトはこれらの値を小さくすることにより低減できる。また，180°パルスを使用するパルスシーケンスが位相分散に対しては有効な対策になる。

演 習 問 題

（10.1）1.5 T の静磁場強度において読出し傾斜磁場の磁場強度が 3 mT/m のとき，FOV が 40 cm，マトリックス数が 512 の場合の水プロトンと脂肪プロトンとのケミカルシフトによるずれのピクセル数を計算せよ。

（10.2）MRI のアーチファクトで正しいのはどれか。一つ選択せよ。
1. 磁化率アーチファクトはデータサンプリング時間を延長することで軽減される。
2. 折返しアーチファクトの抑制にはオーバーサンプリングが効果的である。
3. 打切りアーチファクトは撮像マトリックス数が増加した場合に生じる。
4. EPI はケミカルシフトアーチファクトが周波数エンコード方向に出現する。

（10.3）ケミカルシフトアーチファクトの説明で正しいのはどれか。一つ選択せよ。
1. GRE 法では位相エンコード方向で問題となる。
2. EPI 法では位相エンコード方向で問題とはならない。
3. 水と脂肪組織の境界面では見られない。
4. 読出し傾斜磁場を大きくすると目立たなくなる。

（10.4）磁化率効果による位相分散の大きさの順序で正しいのはどれか。一つ選択せよ。
1. EPI＞FSE＞SE＞GRE

2. EPI＞GRE＞SE＞FSE
3. GRE＞EPI＞SE＞FSE
4. EPI＞GRE＞FSE＞SE

(10.5) MRIのアーチファクトとその抑制法の組合せで正しいのはどれか。一つ選択せよ。

1. 磁化率 ―――――― TE の延長
2. 折返し ―――――― TR の延長
3. ケミカルシフト ――― 受信周波数帯域幅の拡大
4. 打切り ―――――― マトリックス数の減少

(10.6) MRIの磁化率アーチファクトで誤っているのはどれか。一つ選択せよ。

1. SE法に比べGRE法で強く現れる。
2. スライス厚を薄くすることで軽減できる。
3. 空気と組織との境界面で発生しやすい。
4. 被写体がFOVよりも大きいときに生じる。

11. MRI 装置構成

11.1 システム構成

MRI 装置は，図 11.1 に示すように，三つの磁場である静磁場系（磁石），傾斜磁場系（傾斜磁場コイル／アンプ），高周波磁場系（RF アンプと RF 送信コイル），MR 信号の受信系，再構成系，撮像対象である人体を静磁場内に設置するための寝台系，および画像データの表示や保存などを含む全体制御のためのコンピュータ制御回路系が構成要素となる。

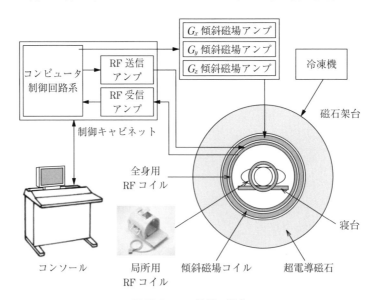

図 11.1 MRI 装置の構成

三つの磁場系は，基本的にはコイルに電流を流すことで発生させるが，傾斜磁場と高周波磁場は時間的な変動が大きいことから近接する導電体に電磁誘導電流（渦電流）が発生することや，傾斜磁場コイルでは静磁場中に電流が流れることから電磁力が発生することに留意されたい。

以下に，RF パルスの送信から画像作成に必要な k 空間のデータ生成までに必要なハード

ウェアの構成要素について説明する。

11.2 円形コイルによる磁場

静磁場,傾斜磁場,および RF コイルの一部は**円形コイル**を利用してそれぞれの磁場を形成している。まず,基本となる単一円形電流による磁場から説明する。**図 11.2**（a）のように,半径 a の円形電流が z 軸上に作る磁場 $B_z(z)$ はビオ・サバールの法則により以下のように表せる。図（b）に z 軸上の $B_z(z)$ の大きさを示す。

$$B_z(z) = \frac{\mu_0 I}{2} \cdot \frac{a^2}{(z^2 + a^2)^{3/2}} \tag{11.1}$$

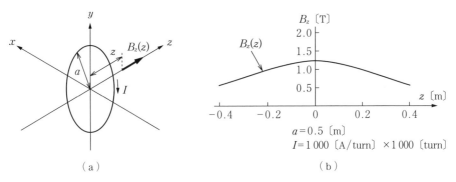

図 11.2 単一円形電流が作る磁場

2 番目の基本コイルは,**図 11.3** のように上記の単一円形コイルを二つ対向させる円形コイルペアである。

図 11.4（a）が静磁場を発生する磁石内で用いられる**ヘルムホルツ（Helmholtz）コイル**で,コイルペアに順方向に電流を流している。一方,図（b）が z 方向の傾斜磁場 G_z に利

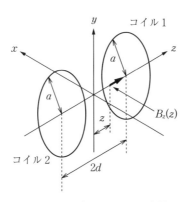

図 11.3 円形コイルペアの配置

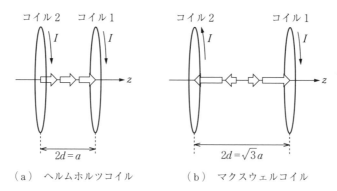

（a）ヘルムホルツコイル　　　（b）マクスウェルコイル

図 11.4　円形コイルペアのタイプ

用されている**マクスウェル（Maxwell）コイル**で，この場合はコイルペアに逆方向に電流を流している。

11.3　静磁場系

MRIにおける磁石は，その撮像原理からわかるように，撮影領域内で高い磁場強度と高均一性，および時間的な安定性を必要とされる。現在，おもに用いられている磁石は磁場発生方式により超電導磁石，永久磁石に分けられる。超電導磁石のほとんどは水平磁場を利用するトンネル型，永久磁石は垂直磁場を利用するオープン型の架台システムにそれぞれ利用されている。

11.3.1　静磁場の指標

（**a**）　**静磁場強度**　　MR信号の S/N はおよそ静磁場強度に比例すると考えてよく，高磁場ほど画像 S/N が良好となる。しかしながら，高磁場になるほど T_1 値が延長すること（3.3.8項），ケミカルシフトアーチファクト（10.4節）などいくつかの画像アーチファクトが顕著になること，および高周波磁場も比例して増大するために種々の人体作用の諸問題が発生することに留意しなくてはならない。

（**b**）　**磁場強度の空間均一性**　　撮像領域における静磁場の空間均一性はきわめて重要な指標である。この指標は，一般にある一定の直径（mm単位）で指定される球状領域（DSV：diameter of spherical volume）における値として定義される。一般には，400 DSVにて数ppm以内であることが要求される。

（**c**）　**磁場強度の時間安定性**　　磁場強度の時間変動は励起周波数が変動することになり画像劣化の原因になることから，この変動も極力小さくする必要がある。1時間における磁場強度変化率としてppm/hで表す。通常，0.01 ppm/h以内であることが求められる。

（d） **漏洩磁場** 磁石の外部に漏洩する磁場を**漏洩磁場**という。漏洩磁場の強度が0.5 mT 以上の領域が**磁場作業管理区域**として規定されるため，この0.5 mT ラインを囲む直方体の大きさ（m 単位）で漏洩磁場の範囲を表す。

11.3.2 超電導磁石システム

超電導磁石は電気抵抗が0の超電導体をコイル材料としているため電力損失がない。したがって，大電流を流せることで高磁場の発生が容易である。**図11.5**に磁石以外の構成要素も含めた超電導磁石架台の典型的な概略断面図を示す。

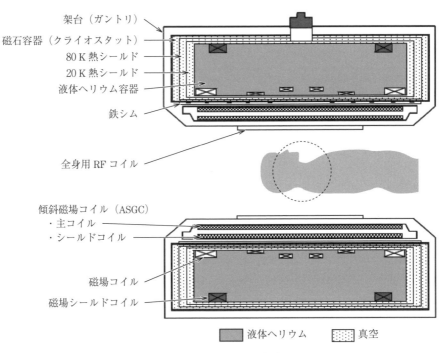

図11.5 超電導磁石タイプの架台断面図

図のように超電導コイルは，ヘルムホルツコイルのようなコイルループペアが複数利用されて磁場の空間均一性を確保するために最適に配置される。それら主磁場を形成する磁場コイルの外側に磁場シールド用コイルが用いられ，磁場コイルとは逆方向にコイル電流を流すことで漏洩磁場を小さくしている。

超電導は超電導状態になる温度，流せる最大電流密度，および超電導が維持できる最大の外部磁場の三つの臨界条件の範囲内でのみ成立する。これら3条件を満たすコイル材料として NbTi（ニオブチタン）が多く用いられている。

超電導コイルは**液体ヘリウム**容器内に浸され，容器全体が熱の侵入を防ぐクライオスタッ

トと呼ばれる真空容器で囲まれている。クライオスタット内には，極低温冷凍機によって約 20 K，80 K に温度が維持されているアルミ製の**熱輻射シールド板**があり，真空効果も含めて液体ヘリウムがほとんど気化しないようにしている。

　超電導コイルはわずかなずれなどの機械的な作用によって局所的に常電導の芽ができ，そこでの抵抗によるジュール熱によって導体の他の部分が温められ常電導性が転移拡大する。その結果，超電導状態が崩壊し，液体ヘリウムの蒸発が急激に起きる場合がある。この現象を**クエンチング**（quenching）と呼び，多くの安全対策が図られている。

11.3.3　永久磁石システム

　永久磁石は，一度着磁すると磁場を発生するのにエネルギーを必要としないため経済的である。永久磁石材料として Nd-Fe-B（ネオジウム・鉄・ボロン）系の素材が開発されたことから 0.4 T までの磁場強度を達成している。ただし，この素材の温度特性が約 0.1%/℃と大きいため，温度変動を抑えるために温度制御された検査室に置く必要がある。

　形状はいくつかのタイプがあるが，**図 11.6** に示すような C 型が主流である。構造的には対向する軟鉄のヨークとコラムにより永久磁石を支持し，磁場の均一性を図り漏洩磁場を軽減するために形状を工夫した磁極片（ポールピース）間に**垂直磁場**を形成している。

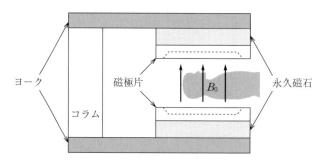

図 11.6　永久磁石タイプの架台断面図

　このような垂直磁場システムは，トンネル型に比べて開放感があり，患者へのアクセスが楽であることから，撮像しながら治療を行う装置として利用できることが最大の特徴である。ただし，超電導磁石のように高磁場を得られないことと，緊急時に磁場を遮断できないことに留意しなければならない。

11.3.4　シ ミ ン グ

　磁場均一性の確保は，前記のヘルムホルツコイルの最適配置だけでは不十分である。つまり，磁石の製造誤差に起因した磁場分布の誤差や，検査室の周囲環境にある鉄骨などにより磁場均一性が劣化するからである。また，磁石内に反磁性を示す人体が入ることにより，組

織ごとの磁化率に応じて撮像領域での均一性がわずかに乱される。そこで，均一性を補正するための調整操作を行う必要がある。この補正を**シミング**（shimming）と呼び，その手法としては，磁石円筒の内側表面に磁性体（おもに鉄）を配置する**パッシブシミング**とコイルを利用した**アクティブシミング**に分けられる。

パッシブシミングでは，磁性体がその近傍に存在する磁力線を変化させることで磁場分布を調整する。これは通常，磁石の検査室への据付け前後にわたって数回行われる。

アクティブシミングは，磁場分布の基本成分である1次（3成分），2次（5成分）などを発生するコイルパターンを有するシムコイル（shim coil）によって，前記の人体による磁場ひずみを補正するものである。特に，ケミカルシフトを利用した組織の代謝物の組成を観測するMRスペクトロスコピーと呼ばれる画像化法など，磁場均一性が要求される撮像法で多用される。

11.4 傾斜磁場システム

11.4.1 傾斜磁場コイル

4.1節で説明した傾斜磁場を発生するコイルが**傾斜磁場コイル**であり，G_x，G_y，G_zに対応して3組のコイルで構成されている。

G_z傾斜磁場はすでに説明したように，原理的には図11.4（b）のマクスウェルコイルを用いる。実際には，図11.7のように円筒上の広い範囲に分布した巻き方となる。

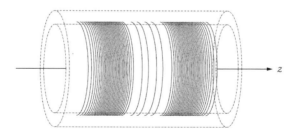

図11.7 実際のG_z傾斜磁場コイル配置例

G_x傾斜磁場は，図11.8（a）に示すように，4個のサドル形コイルに図示した方向に電流を流すことによって得られる。患者の閉所恐怖感を軽減し，患者へのアクセスを向上させるために，より短軸・大口径化するように実際のG_x傾斜磁場コイルでは，図（b）のように複数のサドルコイルが円筒状に分布配置されている。なお，G_y傾斜磁場はG_x傾斜磁場のサドルコイルをz軸を中心軸として90°回転して配置することで発生させている。

G_x，G_y傾斜磁場コイルは内側だけでなく外側にも磁場を発生させており，その外側の漏

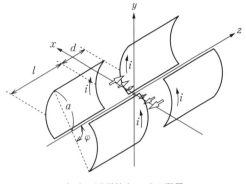
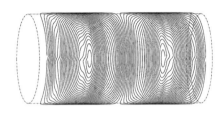

（a）原理的なコイル配置　　　　　　（b）実際のコイル配置

図 11.8　典型的な G_x 傾斜磁場コイル

洩磁場が磁石内部に存在する導電体である熱シールド板（アルミ製）に作用する。すなわち，台形波である傾斜磁場パルスの立上り，立下り時にファラデーの電磁誘導の法則によりその磁場の時間変動を打ち消すような磁場を発生する**渦電流**が熱シールド板表面に誘起される。この渦電流によって発生した**渦磁場**は，傾斜磁場と重ね合わさり傾斜磁場パルスに大きなひずみを生じさせることになる。

そこで，傾斜磁場コイルの外側を，**図 11.9** のように内側の主コイルとほぼ同様なコイルパターンで囲み，逆電流が流れるようにすることで上記の漏洩磁場を相殺する方法が一般的に用いられている。このような二重構造を有する傾斜磁場コイルを**能動遮蔽型傾斜磁場コイル**（ASGC：actively shielded gradient coil）と呼ぶ。

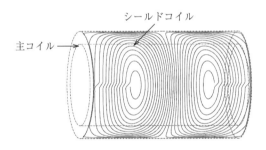

図 11.9　能動遮蔽型傾斜磁場コイル

傾斜磁場コイルに流れる電流には静磁場により電磁力（ローレンツ力）が作用する。例えば，G_y 傾斜磁場コイルを考えると，**図 11.10** に示すように，静磁場方向に対して電流が直交するコイルの円弧部分で，中央付近では上方向，端部では下方向に電磁力が働く。

その力の大きさは 1.5 T ではおよそ 4 000 N 以上となることから機械振動として"バン，バン"という騒音が発生する。この騒音は静磁場強度に比例するため，特に超電導型高磁場 MRI において問題となる。

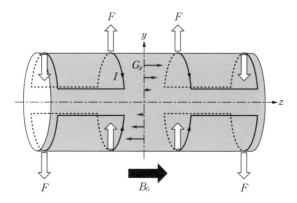

図 11.10 傾斜磁場コイルに掛かる電磁力

11.4.2 傾斜磁場アンプ

傾斜磁場系は電気回路として見た場合，図 11.11 に示すように，インダクタンス L，抵抗 R で表せるインピーダンスを有する傾斜磁場コイル負荷に，傾斜磁場波形と同じ形状の電流を供給する電流源として**傾斜磁場アンプ**が接続されている回路として表せる。

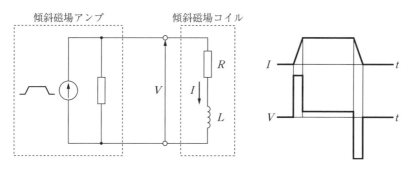

図 11.11 傾斜磁場系の電気回路

この回路において，コイル両端の電圧 V は以下の式より求められる。

$$V = L\frac{dI}{dt} + RI \tag{11.2}$$

EPI で必要とされる傾斜磁場強度と立上り時間をおのおの，例えば 30 mT/m，150 μs とし，その傾斜磁場強度を発生させるのに $I = 150$ A が必要とすれば，負荷インピーダンスが $L = 1$ mH，$R = 0.2$ Ω の場合，式 (11.2) より $V = 1\,030$ V にもなる。一般に，電流源は実現できないため，傾斜磁場アンプでは図の電流波形となるように出力電圧を制御する電力アンプの構成をとっている。

11.5 送受信システム

RFシステムは被検体に励起用あるいは位相反転用などのRFパルスを照射(送信)し,MR信号を検出(受信)するシステムである.**図11.12**に送受信システムの概略を示すブロック図を示す.

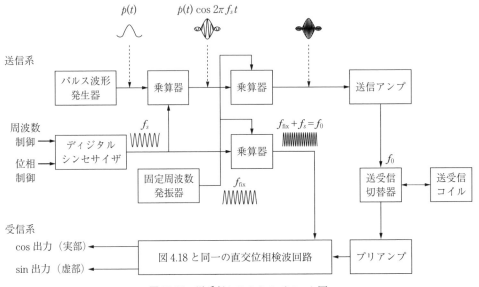

図11.12 送受信システムのブロック図

11.5.1 送信回路系

4.2節の図4.6で示したように,RFパルスはラーモア周波数f_0をキャリヤ(搬送)周波数とし,sinc関数などを包絡線とした**振幅変調波**である.パルス波形発生器は包絡線$p(t)$を出力し,ディジタルシンセサイザからの搬送波$\cos 2\pi f_s t$と$p(t)$を乗算器により振幅変調波である$p(t)\cos 2\pi f_s t$を発生させる.この振幅変調波に対して$f_0=f_s+f_{\mathrm{fix}}$となるような周波数f_{fix}を有する固定周波数発信器からの正弦波$\cos 2\pi f_{\mathrm{fix}} t$と再度乗算器により周波数の混合を行い,最終的に選択励起RFパルスを出力させる.このように,励起周波数f_0を作るのに二つの周波数に分けているのは,送信回路から受信回路側にf_0の周波数成分を極力漏洩させないためである.

11.5.2 送信アンプ

上記のRFパルスを電力増幅するのが**送信アンプ**である.スピンをパルス幅t〔s〕のRF

パルスで α だけ倒すのに必要な高周波磁場 B_1 は $\alpha/\gamma t$ と表せることから，例えば 0.4 ms の 180°パルスを仮定した場合に B_1 は約 30 µT となる。この B_1 を発生させるのに必要な電力はおよそ 1 kW 以上を必要とする。実際のシステムでは，送信コイルの外部環境によりさらに大きな電力を必要とする場合がある。

11.5.3 送受信切替器

送受信切替器は，RFコイルを後述の送受信兼用コイルとして用いる場合に，送信時には上記のような大きな高周波電力を効率良く送信コイルに供給し，受信系のプリアンプの入力回路を保護し，かつ，受信時には 1～100 µV 程度の微弱な MR 信号をプリアンプに出力する装置である。

11.5.4 受信回路系

受信コイルで検出された MR 信号 $s(t)$ は，**プリアンプ**にて 100 mV オーダに増幅された後に，図 4.18 のようにラーモア周波数 f_0 を有する参照信号による位相検波が行われる。

11.6 RF コイル

RFコイルの役割はRFパルスである高周波磁場 B_1 を被検体に照射し（**送信コイル**），被検体からのMR信号である横磁化成分 B_{xy} を受信する（**受信コイル**）ことである。B_1 と B_{xy} はいずれも静磁場 B_0 に直交し，その周波数成分はラーモア周波数であることから，一般に送信コイルと受信コイルは兼用可能である。

送信コイルにおいては広い領域を均一に効率良く照射できること，受信においては高 S/N で広い領域から均一に信号を検出できることが望ましいが，それらを両立させることはできない。したがって，頭部専用コイルなどのように，撮像対象に対応した専用送受信コイルを用いることが多い。体躯部や脊椎など特に広い領域を撮像する場合は送信コイルとして全身用 RF コイルを，受信コイルとして後述の表面コイルなど用いて，おのおの独立に送受信を行う場合もある。**図 11.13** に各種コイルの例を示す。なお，全身用 RF コイルは，図 11.1，図 11.5 に図示したように，磁石架台内に組み込まれている。

11.6.1 送信コイル

送信コイルは，円筒形の軸方向を基準として高周波磁場 B_1 を軸方向に作る**ソレノイドコイル**（solenoid coil）と，横断方向に作る**サドルコイル**（saddle coil），または**バードケージコイル**（birdcage coil）がおもに用いられている。**図 11.14** にそれぞれのコイル形状を示す。

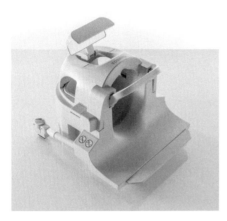
（a）頭部用コイル

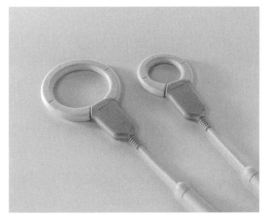
（b）汎用表面コイル

図 11.13 RF コイルの例

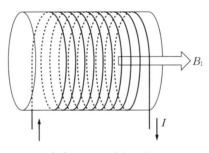
（a）ソレノイドコイル

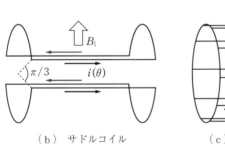
（b）サドルコイル

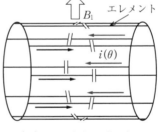
（c）バードケージコイル

図 11.14 送信コイルの種類

ソレノイドコイルは垂直磁場用，サドルコイルとバードケージコイルは水平磁場用にそれぞれ使用される。

サドルコイルは二つの鞍型のコイルが対向してヘルムホルツコイルを成している構造である。一方，バードケージコイルでは各エレメントにコンデンサが配置されており，ある一つのエレメントに高周波電流を誘起させることで，その高周波信号が隣りのエレメントに伝搬

していくと考えることができる。

高周波磁場の均一性はエレメント数の多いバードケージコイルが優れていることから，水平磁場システムではバードケージコイルが多用されている。

11.6.2 受信コイル

前記の送信コイルが受信コイルとしても用いられることはすでに述べた。ここでは，受信専用コイルとして用いられる表面コイル（surface coil）について説明する。

表面コイルは，関節などの体表面に近い局所的な撮像対象に対して使用される。形状は，図 11.13（b）のように円形が多く，部位によっては長方形などさまざまである。表面コイルの感度方向はコイル面に垂直であることから，その感度方向が静磁場 B_0 に対してできるだけ直交するように設定しなくてはならない。**図 11.15** に円形コイルの直径をパラメータとした深さ方向の受信信号強度の特性を示す。

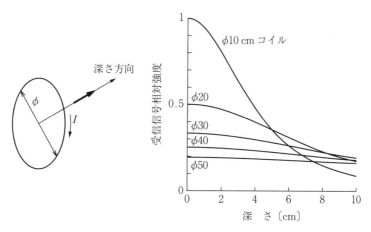

図 11.15　円形表面コイルの深さ方向の感度特性

11.6.3 受信信号の S/N

受信コイルの最も重要な指標は S/N である。

MR 信号 signal[†] は横磁化成分の回転により受信コイルに誘起起電力がその源であり，以下のように表せる。

$$\text{signal} \propto \frac{N\gamma^3 \hbar^2 I(I+1) V_s B_0^2 B_{10}}{3kT_{\text{sample}}} \tag{11.3}$$

ここに，V_s は撮像対象の体積，B_{10} は受信コイルの感度，T_{sample} は撮像対象の温度である。

[†] ここでの信号の大きさは，撮像対象への最初の励起パルスに対応する FID 信号（3.2節の図 3.5 参照）のピーク値である。一方，実際に撮像に用いられるスピンエコー信号などを扱う場合には T_1，T_2 値や TR，TE などのパルスシーケンス条件に信号値の大きさが依存することに留意してほしい。

受信コイルに誘起されるノイズは**熱雑音**であり，その大きさはノイズに寄与する等価抵抗を R とおくと，以下のように表せる。

$$\text{noise} = \sqrt{4kT_{\text{eff}}R \cdot BW} \tag{11.4}$$

ここに，BW は受信信号の帯域幅である。T_{eff} は系の実効的な温度で，厳密にはコイル温度と撮像対象の温度により決まる。磁場強度の実用的な範囲（$0.5\,\text{T} \leq B_0 \leq 4.0\,\text{T}$）では，等価抵抗 R は被検体内での**誘導性損失**と呼ばれるものである。この損失は，被検体の導電性イオンが熱運動によって揺らぐことによって電流のランダムな動きとして発生する磁場変動が RF コイルの雑音電圧として誘導されるものである。被検体を円筒状の均質な物体と仮定し，RF コイルの高周波磁場が被検体中で均一な場合

$$R = \frac{\pi \omega_0^2 \sigma_s r^4 l B_{10}^2}{16} \tag{11.5}$$

で与えられる。ここに，σ_s は被検体の導電率，r は円筒半径，l は円筒長である。

S/N は物理定数項を省いて表現すると以下のように表せる。

$$\frac{S}{N} \propto \frac{V_s B_0}{r^2 \sqrt{l \cdot BW}} \tag{11.6}$$

この式より S/N 良く受信するには，**高磁場下**（B_0）において**撮像対象の大きさ**（r, l）**にあった受信コイルを選択**し，**信号バンド幅**（BW）**をできるだけ小さく設定**することが重要であることがわかる。

11.6.4 フェーズドアレイコイル

フェーズドアレイコイル（phased array coil，以下，アレイコイルと記す）は複数の表面コイルより構成されるもので，**図 11.16**（a）に頭部用の 6 チャネルアレイコイルの配置例を示す。アレイコイルはおのおのの表面コイルの S/N を維持しながら広い感度領域を実現する受信専用コイルであり，その画像合成法は sum of squares 法が広く用いられている。すなわち，おのおのコイル n（$=1, 2, \cdots$）による再構成後のあるピクセル位置（x, y）の画素値を $I_n(x, y)$ とおくと，最終的なそのピクセルの画素値 $I(x, y)$ を以下のように求めるものである。

$$I(x, y) = \sqrt{\sum_n I_n^2(x, y)} \tag{11.7}$$

図 11.16（b）に実際の画像例を示す。

アレイコイルを有するシステムでは，各表面コイルに対して図 11.12 の下段に示した受信系が必要であり，さらに上記の画像合成を行うため，単独コイルに比べて高い信号処理能力が必要となる。

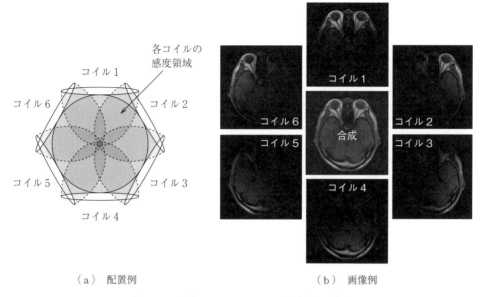

(a) 配置例　　　　　　　（b) 画像例

図 11.16　頭部用アレイコイルの配置例と画像例

11.6.5　パラレルイメージング

パラレルイメージング（parallel imaging）は前述のアレイコイルを活用して撮像の高速化を図る技術で，位相エンコードの収集ライン数を$1/R$に減らすことで高速化するものである。Rは reduction factor, acceleration factor, あるいは**高速化率**という。

k空間でのライン間隔をもとのR倍とすることで，FOVが$1/R$で空間分解能が維持された画像が得られる。一般に，折返しアーチファクトを伴うものの，感度のパターンが異なるアレイコイルに対応する受信チャネル数（N_{ch}）の画像が得られる。このような条件下で所望の「フルFOV」画像を得る二つの方法が提案されている。**図 11.17**は単純化して二つのアレイコイルがあり，例として$R=2$の場合，すなわち256ラインの位相エンコードの収集を1ライン分スキップして128ラインをおのおののアレイコイルで収集する場合を示している。

実空間法は，折返しのある二つの小FOV画像に展開処理を施して，所望のフルFOVの画像を得る方法であり，**SENSE**（sensitivity encoding）**法**と呼ばれる。このSENSE法がパラレルイメージングでは最も広く用いられる。

k空間法はk空間上においてスキップラインを推定・充填したうえでフーリエ変換再構成を行って画像を得る方法であり，**SMASH**（simultaneous acquisition of spatial harmonics）**法**と呼ばれる。この手法が改良されて，現在は**GRAPPA**（generalized autocalibrating partially parallel acquisitions）**法**がk空間法では主流となっている。

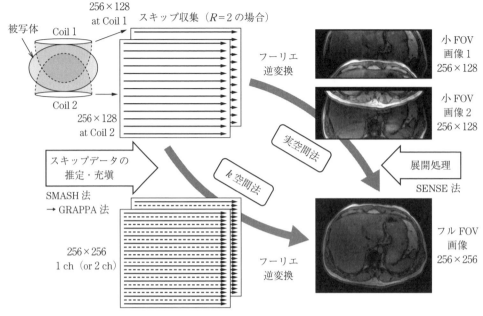

図 11.17　パラレルイメージングの二つの手法

11.7　制御・画像処理・コンソール系

　制御部は，各種の撮像法に応じて傾斜磁場と電磁波（高周波磁場）の生成をコントロールする．画像信号処理部は受信系からのディジタル出力データであるk空間データから実空間画像を再構成し，MRA画像や機能画像作成のための画像処理を行うものである．操作者はコンソールにて各種撮像，画像表示などの操作を行う．

演 習 問 題

（11.1）　超電導MRI装置の特徴で誤っているのはどれか．一つ選択せよ．
　1．消費電力が少ない．
　2．漏洩磁場が小さい．
　3．クエンチングの危険がある．
　4．冷却用ヘリウムが必要である．
（11.2）　永久磁石型MRI装置の特徴で誤っているのはどれか．一つ選択せよ．
　1．温度安定性が良い．
　2．0.3 T以下の低磁場に適している．
　3．オープン型に適している．

4. 重量である。

(11.3) MRI 装置で正しいのはどれか。一つ選択せよ。
1. 表面コイルのコイル面は静磁場と平行になるように置く。
2. アクティブシミングは傾斜磁場の直線性を高める。
3. アクティブシールドは強磁性体で漏洩磁場を遮蔽する方式である。
4. クエンチングは超電導磁石装置で生じる。

(11.4) MRI 装置の説明で正しくないのはどれか。一つ選択せよ。
1. 傾斜磁場アンプは傾斜磁場コイルに電流を流す。
2. シムコイルは生体内の静磁場均一度を調整する。
3. バードケージコイルは高周波磁場の均一性を上げる。
4. 傾斜磁場コイルは X, Y の 2 組である

(11.5) 3.0 T MRI で理論値が 1.5 T の 2 倍となるのはどれか。一つ選択せよ。
1. 消費電力
2. 主磁石中心から 0.5 mT ラインまでの距離
3. 使用する RF 波の波長
4. 雑音成分

(11.6) MRI 検査時に発生する大きな音はどれか。一つ選択せよ。
1. 寝台が振動する音
2. RF 波が発生する音
3. 傾斜磁場コイルが振動する音
4. ガントリが振動する音

12. MRI装置の安全性

　MRI装置の安全性は，人体の生理学的作用（以下，生体作用と記す）とシステム運用や騒音などの観点での力学的作用に分けて考えると理解しやすい。

12.1 安全法規格

　MRI装置の安全に関する国際規格は **IEC 60601-2-33**（以下，**IEC規格**と記す）である。
　このIEC規格は，基本的にはMRI装置における三つの磁場である傾斜磁場，高周波磁場，静磁場，および騒音の順で，被検者への生体影響の上限を規定しており，以下の三つの操作モードに分けて規定されている。

① **通常操作モード**：いかなる出力も生理学的ストレスを引き起こす値とはならないモード。

② **第一水準管理操作モード**：一つ以上の出力が医療管理者による管理を必要とするような生理学的ストレスを引き起こす値となるモード。

③ **第二水準管理操作モード**：一つ以上の出力が患者に重大なリスクをもたらすような生理学的ストレスを引き起こす値となるモードで，倫理委員会などによる明確な認可が要求される。

12.2 MRI装置の生体作用と安全性

　磁場が生体内に及ぼす直接的な作用は，時間変動磁場によって人体内に誘起される渦電流が正体である。ここで，傾斜磁場パルスの立上り部分や静磁場での被検者の動きのような低周波磁場と電磁波としての高周波磁場とでは，その作用が大きく異なることに注意すべきである。すなわち，前者の低周波磁場は**神経刺激作用**となり，後者の高周波磁場では**熱的作用**となる。

12.2.1　神経刺激作用

低周波変動磁場 $B(t)$ では，図 12.1 に示すように，人体を均一な導電率 σ_s を有する導体と仮定すると，$B(t)$ と垂直な輪切り状の仮想円盤内部に閉ループの**渦電流**が誘起され，その電流密度 J は上記閉ループの半径を r とおくと以下のように表せる。

$$J = \frac{\sigma_s r}{2} \frac{dB(t)}{dt} \; [\mathrm{A/m^2}] \tag{12.1}$$

ここに，$dB(t)/dt$〔T/s〕が時間変動磁場の大きさを表す量である。

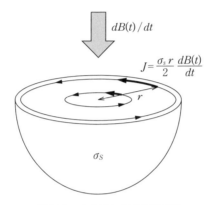

図 12.1　人体内における渦電流

このような電流が体内に流れると，細胞レベルで見ると細胞膜に膜電流が流れて細胞膜に電位差が生じ，細胞内外の電位差がある値（しきい値）を超えると神経細胞や筋細胞が興奮する。式 (12.1) からわかるように，渦電流は体表で大きくなることから末梢にある神経細胞による刺激である**末梢神経刺激** PNS（peripheral nerve stimulation），後者では心筋刺激の安全性を考えるうえでの基本としている。

12.2.2　熱 的 作 用

生体は導電性のある誘電体であり，照射された電磁場は体内に電磁誘導現象によって電流を誘起しながら減衰し熱に変わる。熱は伝導と血流によって拡散されるが，過度の熱は局所および全身の体温を上昇させる。国際放射線防護協会により，許される体温上昇は 1℃ 以内で，その体温上昇は健康への影響はないと報告されている。

12.2.3　静　磁　場

静磁場の人体への影響は，被検体が静磁場中で動くときの dB/dt が問題となる。特に，高磁場では心筋での誘導電流に注意が必要とされる。**表 12.1** に静磁場強度 B_0 の IEC 規格を示す。

表 12.1 静磁場強度の IEC 規格

通常操作モード	$B_0 \leq 3\,\mathrm{T}$
第一水準管理操作モード	$3\,\mathrm{T} < B_0 \leq 4\,\mathrm{T}$
第二水準管理操作モード	$B_0 > 4\,\mathrm{T}$

12.2.4 傾 斜 磁 場

傾斜磁場パルスにおいては，台形波における立上り，立下り部分の変化分が時間変動磁場に対応している。**表 12.2** に傾斜磁場パルスを印加して直接的に末梢神経刺激 PNS のレベルを測定する場合の IEC 規格を示す。

表 12.2 傾斜磁場における末梢神経刺激に関する IEC 規格

通常操作モード	平均 PNS しきい値の 80% を超えない
第一水準管理操作モード	平均 PNS しきい値の 100% を超えない
第二水準管理操作モード	心筋刺激しきい値に達しない

一方，上記の測定ではなく，はじめから規定値（デフォルト値）として**図 12.2** のように傾斜磁場パルスの立上り時間を実効刺激時間として dB/dt **値**を定めている。

なお，人体への直接作用ではないが，dB/dt によって体内埋込み式の電子機器内の導電

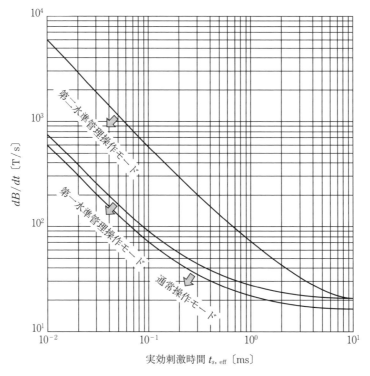

図 12.2　実効刺激時間と dB/dt

体に発生した渦電流がその機器に誤動作を生じさせる可能性があるために，心臓ペースメーカ装着者のMRIは禁忌とされている．

12.2.5 高周波磁場

高周波磁場は熱的作用となることはすでに述べた．この作用の物理的指標として **SAR**（**specific absorption ratio**：**比吸収率**）〔W/kg〕という量が上限値を規定するときに用いられる．SARは静磁場強度，高周波磁場強度の2乗に比例し，また，高周波磁場の照射時間と被検体の大きさとに比例して増大することに留意されたい．表12.3に全身と頭部におけるIEC規格を示す．

表12.3 全身と頭部におけるSAR上限値

	全身用SAR〔W/kg〕	頭部用SAR〔W/kg〕
通常操作モード	2	3.2
第一水準管理操作モード	4	3.2
第二水準管理操作モード	>4	>3.2

なお，人体への直接作用ではないが，体表面の導電体である金属コードなどが高周波磁場によって加熱され火傷の危険性があるために，十分な注意が必要とされる．

12.3 MRI装置の力学作用と安全性

力学作用は，静磁場環境下における強磁性体に働く牽引力と回転力である．

牽引力は，外部磁場の弱い位置から強い位置に強磁性体を引っ張る力である．一方，**回転力**は，静磁場方向に対して強磁性体の長軸がある角度で置かれたときに，その角度が0となるように強磁性体にトルクが掛かることによって生じるものである．

この二つの力は，撮影室内の器具や治療のために人体内に埋め込まれた脳動脈瘤クリップなどの治具が強磁性体の場合にきわめて危険な力学的作用となる．

したがって，上記の器具を撮影室内に持ち込むことは厳禁である．また，治療用治具は非磁性である，いわゆる **MR compatible** な材料を選択しなければならない．

参考：MRIにおける空間と磁場の考え方

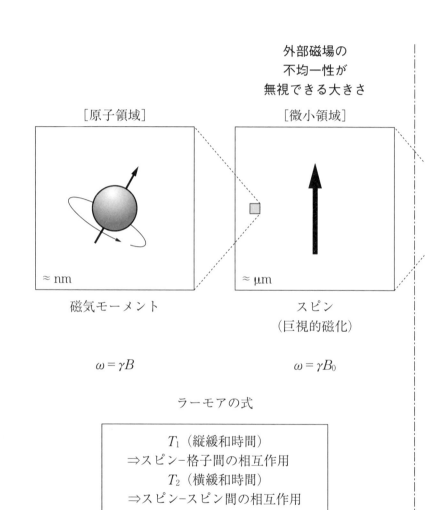

参考：MRIにおける空間と磁場の考え方　113

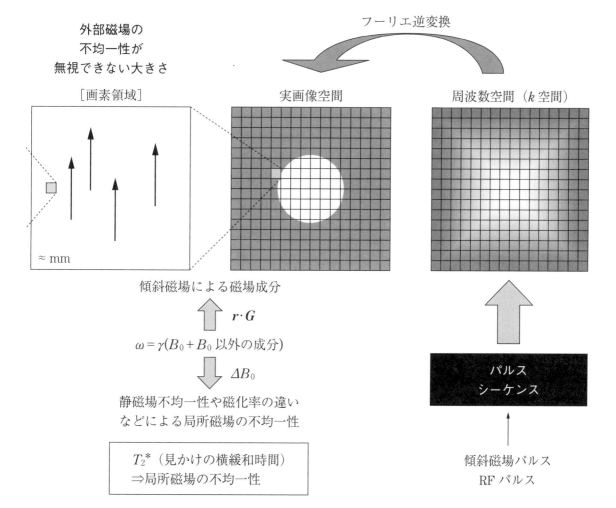

む　す　び

　MRIの原理とそれに直接関わる部分について，冗長になることをおそれずにできるだけ噛(か)み砕いて解説することに努めた。また，具体的な数値のイメージが把握できるように計算例をグラフにして示すとともに，原理の理解のための簡単なシミュレーションも加えた。

　面倒な式も出てくるが，式にこだわる必要はないので場合によって読み飛ばしてもかまわない。ただし，式は正確な理解の助けになるので必要に応じて式に立ち戻ればよい。これが，MRIの原理の理解に役立つことを期待している。

　最後になるが，画像提供に応じてくれた東芝メディカルシステムズ株式会社のMRI技術開発部，営業部，および国際医療福祉大学の諸兄に感謝するとともに，出版に際してお世話になったコロナ社に心より深謝いたします。

著　者　一　同

索　　引

【あ】

アキシャル	25
アクティブシミング	97

【い】

位相エンコード	33
位相エンコード用傾斜磁場	34, 35
位相回転周波数	33
位相画像	41
位相コントラスト法	69, 70
位相シフト効果	70
インバージョン時間	48
インバージョンリカバリ法	48
インフロー効果	68

【う】

動きのアーチファクト	80
渦磁場	98
渦電流	98, 109
打切りアーチファクト	87

【え】

永久磁石	96
液体ヘリウム	95
エコー時間	46
エコートレインレングス	61
エコープラナ法	65
エネルギー準位	5
エルンスト角	50
円形コイル	93
エンコード	29

【お】

横断面	25
オーバーサンプリング	84
オブリーク	25
折返しアーチファクト	82

【か】

回転座標系	12
回転力	111
外部回転磁場	9, 13
化学シフト	76
角運動量	5
拡散運動	72
拡散強調イメージング	72
拡散定数	73
拡散テンソル画像	73
拡散テンソルトラクトグラフィ	73
拡散の速さ	73
核磁気共鳴	1
加算平均	61
画像 C/N	60
画像 S/N	57
画像コントラスト	52
冠状断面	25
関心領域	57, 60
灌流	74
灌流イメージング	74
緩和	15
緩和時間	21

【き】

強磁性	10
巨視的磁化	6, 7
金属アーチファクト	90

【く】

クエンチング	96
グラディエントエコー	46
グラディエントエコー法	50, 56

【け】

傾斜磁場	24
傾斜磁場アンプ	99
傾斜磁場強度	24
傾斜磁場コイル	97
ケミカルシフト	76
ケミカルシフトアーチファクト	87
牽引力	111

【こ】

高周波磁場	13
高速化率	105
高速グラディエントエコー法	62
高速スピンエコー法	61
高分子プロトン	77
ゴースト	81
コロナル	25
コントラストノイズ比	60

【さ】

歳差運動	6
サジタル	25
撮像時間	61
サドルコイル	101, 102
差分画像法	58
サンプリングピッチ	30

【し】

磁化移動効果	78
磁化率	10
磁化率アーチファクト	90
磁気回転比	5, 8
磁気共鳴	9
磁気双極子	4
磁気モーメント	4, 5
矢状断面	25
磁束密度	10
実験室系	12
シミング	97
シムコイル	97
遮蔽効果	76
自由水プロトン	77
周波数エンコード	29
周波数エンコード用傾斜磁場	30
自由誘導減衰	14, 20
受信コイル	101, 103
常磁性	10
シングルショット EPI	65
シングルショット FSE	61
神経刺激作用	108
信号バンド幅	30
振幅変調波	100

【す】

垂直磁場	96
スピン	8, 12
スピンエコー	45
スピンエコーシーケンス	48
スピンエコー法	46
スピン-格子緩和	15
スピン-スピン緩和	18
スピン量子数	5
スポイラ	63
スライス	24
スライス厚	25
スライス選択特性	26
スライス選択用傾斜磁場	25
スライス選択励起	26
スリューレート	66

【せ】

静止座標系	12
絶対値画像	41
選択励起	25
選択励起脂肪抑制法	77

【そ】

送受信切替器	101
送信アンプ	100
送信コイル	101
ソレノイドコイル	101, 102

【た】

第一水準管理操作モード	108, 110
第二水準管理操作モード	108, 110
タイムオブフライト法	17, 68
縦緩和	15
縦緩和時間	15

【ち】

超常磁性	10
超電導磁石	95
直交位相検波	38

【つ】

通常操作モード	108, 110

【て】

定常状態自由歳差運動	63
電磁誘導の法則	13

【と】

同一関心領域 SD 法	59
透磁率	10

【な】

内部磁化	10

【に】

任意断面	25

【ね】

熱雑音	104
熱的作用	108
熱輻射シールド板	96
熱平衡状態	9

【の】

脳機能イメージング	78
能動遮蔽型傾斜磁場コイル	98

【は】

背景 SD 法	59
バイポーラ傾斜磁場	69
波数	40
パッシブシミング	97
バードケージコイル	101, 102
ハーフフーリエ法	40
パラレルイメージング	105
パルスシーケンス	44
反磁性	10
反転傾斜磁場	45

【ひ】

比吸収率	111
比透磁率	10
標準偏差	57
表面コイル	103

【ふ】

フィールドエコー法	50
フェーズドアレイコイル	104
複素共役対称	40
符号化	29
プランクの定数	5, 9
プリアンプ	101
フーリエ逆変換	41
プリサチュレーション	70
フリップ角	13
プリパレーションパルス	48
フローエンコードパルス	70
フローコンペンセーションパルス	72
プロトン密度強調	55

【へ】

ヘルムホルツコイル	93
変調パルス	26

【ほ】

飽和	16, 70
ボクセル	57
補償用傾斜磁場	45
ポールピース	96

【ま】

マクスウェルコイル	94
末梢神経刺激	109
マルチエコー法	47
マルチショット EPI	65
マルチスライス法	28

【み】

見かけの横緩和時間	19, 20

【ゆ】

誘導磁場	10
誘導性損失	104

【よ】

横緩和	15, 18
横緩和時間	18
横磁化成分	13
読出し傾斜磁場	30

【ら】

ラーモア角周波数	8
ラーモア周波数	8
ラーモアの歳差運動	8

【り】

リワインダ	64
リンギング	26

【ろ】

漏洩磁場	95

【数字】

180°反転パルス	44, 45
1 回撮像法	59
3.5 ppm	76
3 次元撮像	58

索 引

【A】
ASGC 98

【B】
balanced SSFP 法 62, 63, 65
Bloch の方程式 20
BOLD 効果 78
BW 30
b 値 73

【C】
CHESS 法 77

【D】
dB/dt 値 110
DSV 94
DTI 73
DTT 73
DWI 72

【E】
EPI 法 65
ETL 61

【F】
FASE 61
FE 法 50
FID 14, 20
FLAIR 法 49
FLASH 法 63
fMRI 78
FOV 30
FSE 法 61

【G】
Gd 系造影剤 74
Gibbs 現象 87
gradient spoiling 63
GRAPPA 法 105
GRASS 法 64
GRE 法 50

【H】
HASTE 61

【I】
IEC 60601-2-33 108
IEC 規格 108
IR 法 48

【K】
k 空間 40

【M】
MPG 72
MR compatible 111
MRCP 62
MRI 1
MR アンジオグラフィ 70
MR 信号 13
MT 効果 78

【N】
NbTi 95
NMR 1

【P】
PC 法 70
PDW 55, 57
PNS 109
PWI 74

【R】
RF spoiling 63
RF パルス 13
RF パルスバンド幅 25
ROI 57

【S】
S/N 103
SAR 111
SENSE 法 105
SE 法 46
sinc 関数 26
SMASH 法 105
SPGR 法 63
spin isochromat 8
SPIR 法 49
spoiled GRE 法 62, 63
SSFE 61
SSFP 63
STIR 法 49

【T】
T1W 54, 57
T_1 強調 54
T2*W 57
T2W 55
T_2 強調 55
TMS 76
TOF 法 68
true FISP 法 65
turbo FLASH 法 63

【W】
wraparound アーチファクト 82

―― 著者略歴 ――

佐々木　博（ささき　ひろし）
- 1965年　東北大学工学部電子工学科卒業
- 1968年　東北大学大学院修士課程修了（電気通信工学専攻）
- 1971年　東北大学大学院博士課程修了（電気通信工学専攻），工学博士
- 1971年　東北大学助手
- 1980年　東北大学助教授
- 1981年　株式会社東芝入社
- 1990年　株式会社東芝医用機器事業部医用機器技術研究所所長
- 1993年　株式会社東芝医用機器事業部技師長
- 1995年　株式会社東芝医用機器事業部統括技師長
- 1997年　株式会社東芝首席技監
- 1999年　株式会社東芝医用システム社首席技監
- 2002年　国際医療福祉大学教授
- 2017年　国際医療福祉大学名誉教授

山形　仁（やまがた　ひとし）
- 1978年　東北大学工学部電子工学科卒業
- 1980年　東北大学大学院修士課程修了（情報工学専攻）
- 1983年　東北大学大学院博士課程修了（情報工学専攻），工学博士
- 1983年　株式会社東芝医用機器事業部入社
- 2003年　東芝メディカルシステムズ株式会社勤務
- 2009年　東芝メディカルシステムズ株式会社技監
- 2013年　東芝メディカルシステムズ株式会社フェロー
- 2018年　キヤノンメディカルシステムズ株式会社フェロー
- 現在に至る

診療放射線技師を目指す学生のための 医用磁気共鳴イメージング論
The Basics of Medical Magnetic Resonance Imaging for Students Aiming to Become Radiological Technologists

© Hiroshi Sasaki, Hitoshi Yamagata　2015

2015年 3 月 5 日　初版第 1 刷発行　　　　　　★
2020年 7 月15日　初版第 2 刷発行

検印省略	著　者	佐々木　　　博
		山　形　　　仁
	発行者	株式会社　コロナ社
		代表者　牛来真也
	印刷所	新日本印刷株式会社
	製本所	有限会社　愛千製本所

112-0011　東京都文京区千石 4-46-10
発行所　株式会社　コ　ロ　ナ　社
CORONA PUBLISHING CO., LTD.
Tokyo Japan
振替00140-8-14844・電話(03)3941-3131(代)
ホームページ　https://www.coronasha.co.jp

ISBN 978-4-339-07239-6　C3047　Printed in Japan　　　　　（大井）

JCOPY <出版者著作権管理機構 委託出版物>

本書の無断複製は著作権法上での例外を除き禁じられています。複製される場合は，そのつど事前に，出版者著作権管理機構（電話 03-5244-5088，FAX 03-5244-5089，e-mail: info@jcopy.or.jp）の許諾を得てください。

本書のコピー，スキャン，デジタル化等の無断複製・転載は著作権法上での例外を除き禁じられています。購入者以外の第三者による本書の電子データ化及び電子書籍化は，いかなる場合も認めていません。
落丁・乱丁はお取替えいたします。

技術英語・学術論文書き方関連書籍

まちがいだらけの文書から卒業しよう－基本はここだ！－
工学系卒論の書き方
別府俊幸・渡辺賢治 共著
A5／196頁／本体2,600円／並製

理工系の技術文書作成ガイド
白井　宏 著
A5／136頁／本体1,700円／並製

ネイティブスピーカーも納得する技術英語表現
福岡俊道・Matthew Rooks 共著
A5／240頁／本体3,100円／並製

科学英語の書き方とプレゼンテーション（増補）
日本機械学会 編／石田幸男 編著
A5／208頁／本体2,300円／並製

続 科学英語の書き方とプレゼンテーション
－スライド・スピーチ・メールの実際－
日本機械学会 編／石田幸男 編著
A5／176頁／本体2,200円／並製

マスターしておきたい　技術英語の基本－決定版－
Richard Cowell・佘　錦華 共著
A5／220頁／本体2,500円／並製

いざ国際舞台へ！　理工系英語論文と口頭発表の実際
富山真知子・富山　健 共著
A5／176頁／本体2,200円／並製

科学技術英語論文の徹底添削
－ライティングレベルに対応した添削指導－
絹川麻理・塚本真也 共著
A5／200頁／本体2,400円／並製

技術レポート作成と発表の基礎技法（改訂版）
野中謙一郎・渡邉力夫・島野健仁郎・京相雅樹・白木尚人 共著
A5／166頁／本体2,000円／並製

Wordによる論文・技術文書・レポート作成術
－Word 2013/2010/2007 対応－
神谷幸宏 著
A5／138頁／本体1,800円／並製

知的な科学・技術文章の書き方
－実験リポート作成から学術論文構築まで－
中島利勝・塚本真也 共著
A5／244頁／本体1,900円／並製

日本工学教育協会賞（著作賞）受賞

知的な科学・技術文章の徹底演習
塚本真也 著
A5／206頁／本体1,800円／並製

工学教育賞（日本工学教育協会）受賞

定価は本体価格+税です。
定価は変更されることがありますのでご了承下さい。

図書目録進呈◆

ME教科書シリーズ

（各巻B5判，欠番は品切または未発行です）

■日本生体医工学会編
■編纂委員長　佐藤俊輔
■編纂委員　稲田　紘・金井　寛・神谷　瞭・北畠　顕・楠岡英雄
　　　　　戸川達男・鳥脇純一郎・野瀬善明・半田康延

	配本順			頁	本体
A-1	（2回）	生体用センサと計測装置	山越・戸川共著	256	4000円
B-2	（4回）	呼吸と代謝	小野功一著	134	2300円
B-3	（10回）	冠循環のバイオメカニクス	梶谷文彦編著	222	3600円
B-4	（11回）	身体運動のバイオメカニクス	石田・廣川・宮崎 阿江・林　共著	218	3400円
B-5	（12回）	心不全のバイオメカニクス	北畠・堀編著	184	2900円
B-6	（13回）	生体細胞・組織のリモデリングの バイオメカニクス	林・安達・宮崎共著	210	3500円
B-7	（14回）	血液のレオロジーと血流	菅原・前田共著	150	2500円
B-8	（20回）	循環系のバイオメカニクス	神谷　瞭編著	204	3500円
C-3	（18回）	生体リズムとゆらぎ ―モデルが明らかにするもの―	中尾・山本共著	180	3000円
D-1	（6回）	核医学イメージング	楠岡・西村監修 藤林・田口・天野共著	182	2800円
D-2	（8回）	X線イメージング	飯沼・舘野編著	244	3800円
D-3	（9回）	超音波	千原國宏著	174	2700円
D-4	（19回）	画像情報処理（Ⅰ） ―解析・認識編―	鳥脇純一郎編著 長谷川・清水・平野共著	150	2600円
D-5	（22回）	画像情報処理（Ⅱ） ―表示・グラフィックス編―	鳥脇純一郎編著 平野・森共著	160	3000円
E-1	（1回）	バイオマテリアル	中林・石原・岩﨑共著	192	2900円
E-3	（15回）	人工臓器（Ⅱ） ―代謝系人工臓器―	酒井清孝編著	200	3200円
F-2	（21回）	臨床工学(CE)と ME機器・システムの安全	渡辺　敏編著	240	3900円

定価は本体価格+税です。
定価は変更されることがありますのでご了承下さい。

図書目録進呈◆